もくじ

主　食	頁
めし	2-3
めし（どんぶり）	4-5
めし（皿）	6-7
おにぎり	8-9
焼きもち	9
にぎり寿司	10
助六寿司	11
カレーライス	12
チャーハン	13
トースト	14
クロワッサン	15
フランスパン	16
ロールパン	17
デニッシュパン	18
サンドウィッチ	19
かけうどん	20
ざるそば	21
ミートソース	22
ラーメン	23
冷やし中華	24
焼きそば	25

ホットケーキ	27

主　菜	頁
サーロインステーキ	30
ヒレステーキ	31
サイコロステーキ	32
焼き肉	33
ローストビーフ	34
ハンバーグ	35
チンジャオロース	36
豚肉のしょうが焼き	37
ぎょうざ	38
とんかつ	39
しゅうまい	40
チキンソテー	41
焼き鳥	42
から揚げ	43
刺身盛り合わせ	44
かれいの煮付け	45
焼き魚　あじ	46
焼き魚　あじの干物	47
焼き魚　いわし	48

焼き魚　さんま	50
焼き魚　鮭	51
焼き魚　ししゃも	52
ぶりの照り焼き	53
うなぎかば焼	54
あさりの酒蒸し	55
あじフライ	56
海老フライ	57
カキフライ	58
ポテトコロッケ	59
天ぷら　海老，きす	60
天ぷら　盛り合わせ	61
かき揚げ	62
さつま揚げ	63

副　菜	頁
かぶのサラダ	66
きゅうりの酢の物	67
野菜サラダ	68
即席漬け	69
しらすおろし	70
大根サラダ	71

れんこんの梅肉和え	73
切り干し大根の煮物	74
大根の煮物	75
茄子の煮物	76
焼き茄子	77
茄子の味噌炒め	78
筑前煮	79
きんぴらごぼう	80
肉野菜炒め	81
トマトサラダ	82
グリーンアスパラガスのサラダ	83
オクラのサラダ	84
ほうれん草のおひたし	85
いんげんのごま和え	86
かぼちゃの含め煮	87
もずく酢	88
ひじき煮	89
昆布の佃煮	90
えのきだけのソテー	91
エリンギのソテー	91
しいたけのソテー	92
舞茸のソテー	92
とろろ	93
長芋の三杯酢	94
ポテトサラダ	95
粉ふき芋	96

肉じゃが	
里芋の含め煮	98
蒸かし芋	99
さつま芋の甘煮	100
こんにゃくの含め煮	101
フライドポテト	102
春雨サラダ	103
マカロニサラダ	104
大学芋	105
豚汁	106
みそ汁（あさり）	107
みそ汁（絹ごし豆腐）	107
みそ汁（油揚げ）	108
みそ汁（だいこん）	108
みそ汁（ほうれんそう）	109
みそ汁（なめこ）	109
みそ汁（わかめ）	110

牛乳・乳製品	頁
牛乳	112
ヨーグルト	112
プロセスチーズ	113

果　物	頁
いちご	116
キウイフルーツ	117

みかん	119
バナナ	120
メロン	121
ぶどう巨峰	122
ぶどうデラウェア	123
スイカ	124
りんご	125
パインアップル缶詰	126
みかん缶詰	127
桃缶詰	128

菓　子	頁
柿の種	130
せんべい	131
ポテトチップス	132
ショートケーキ	133

スケール	頁
カプチーノカップ	136
コーヒーカップ	136-137
マグカップ	137-138
タンブラー	139-140
ピザ	141-142

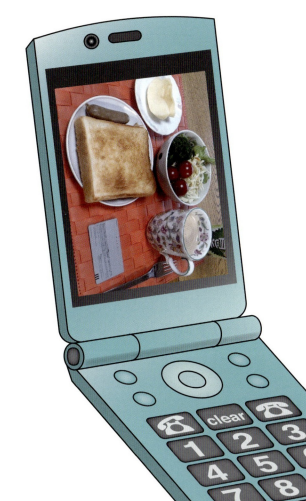
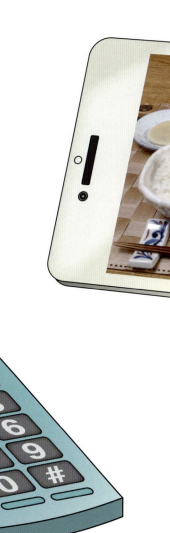

主食

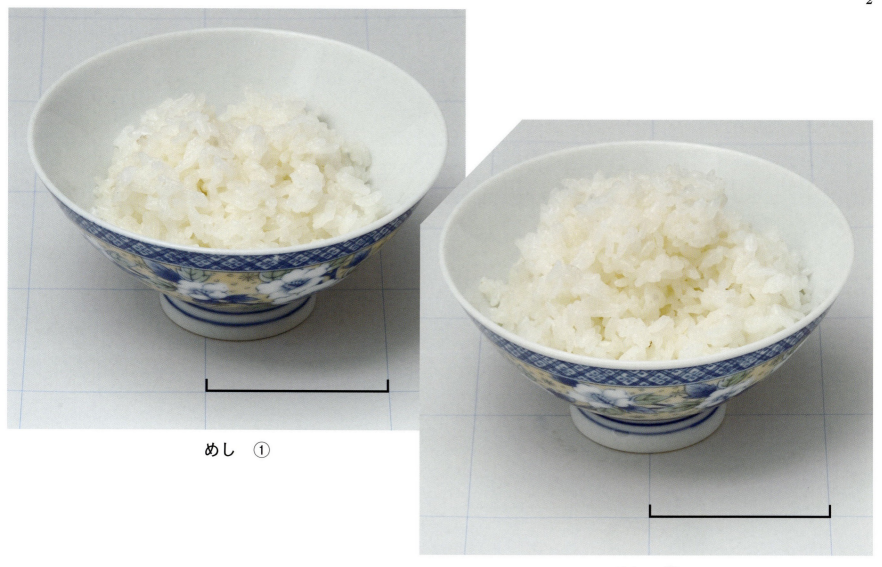

めし ①

めし ②

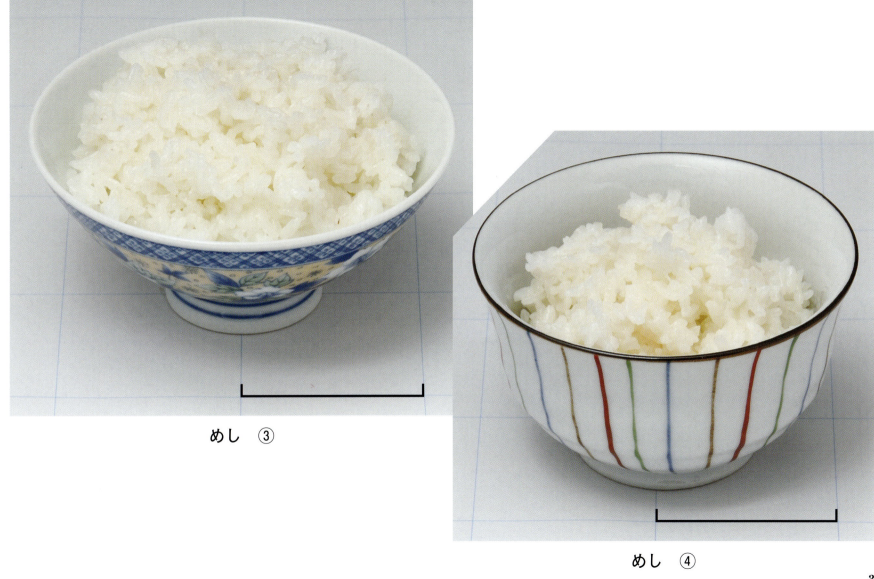

めし ③

めし ④

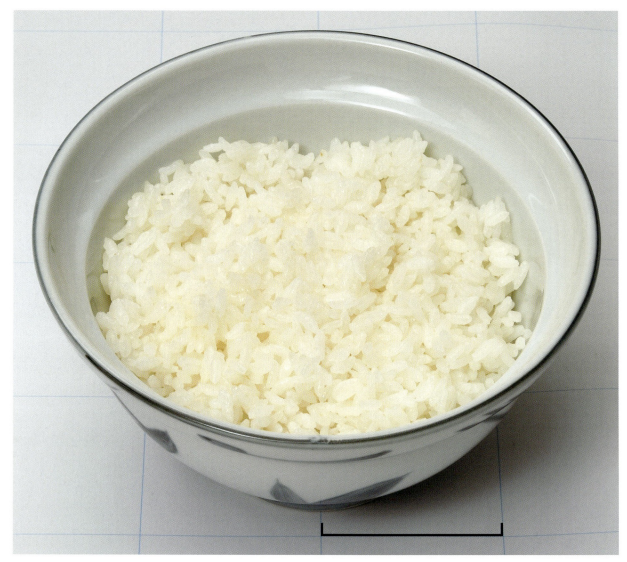

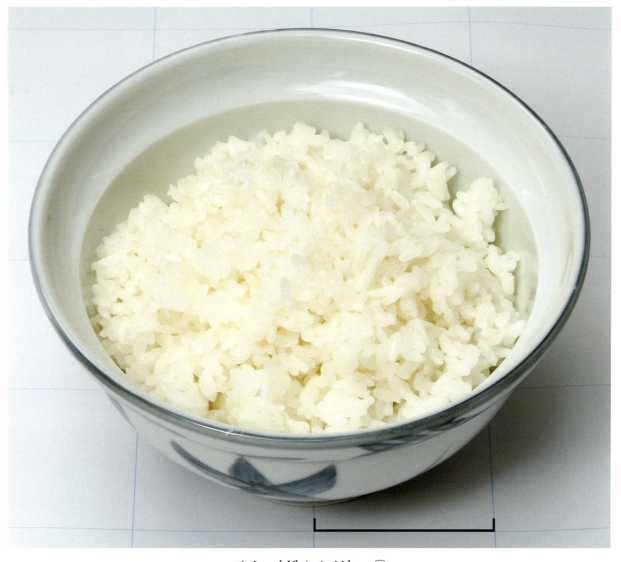

めし（どんぶり）⑥

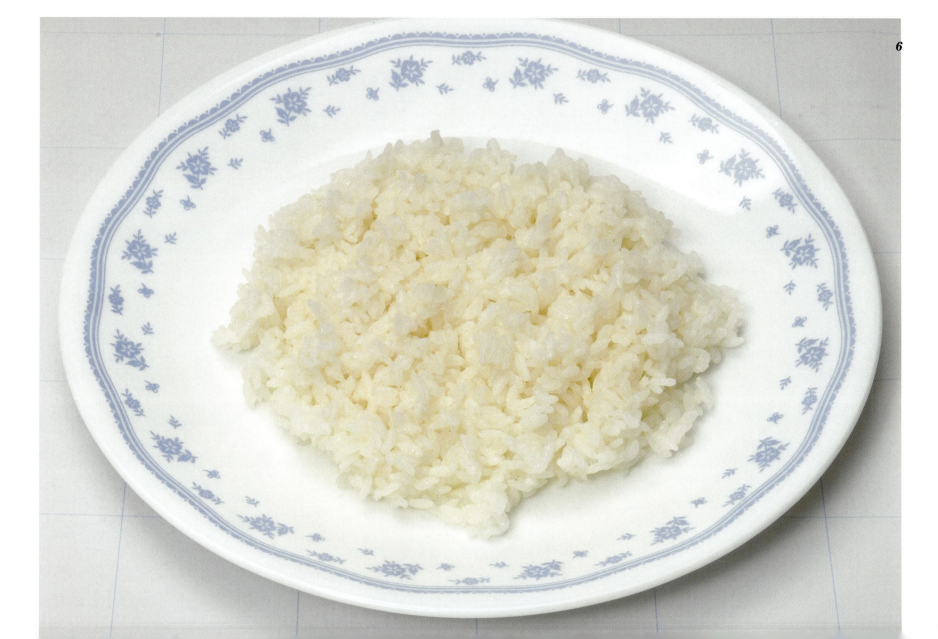

6

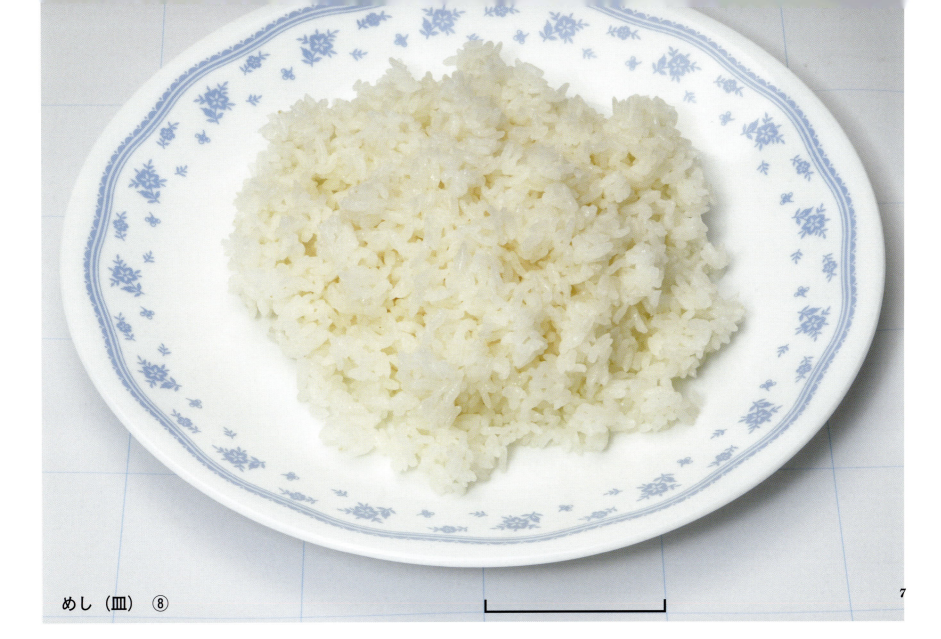

めし（皿）⑧

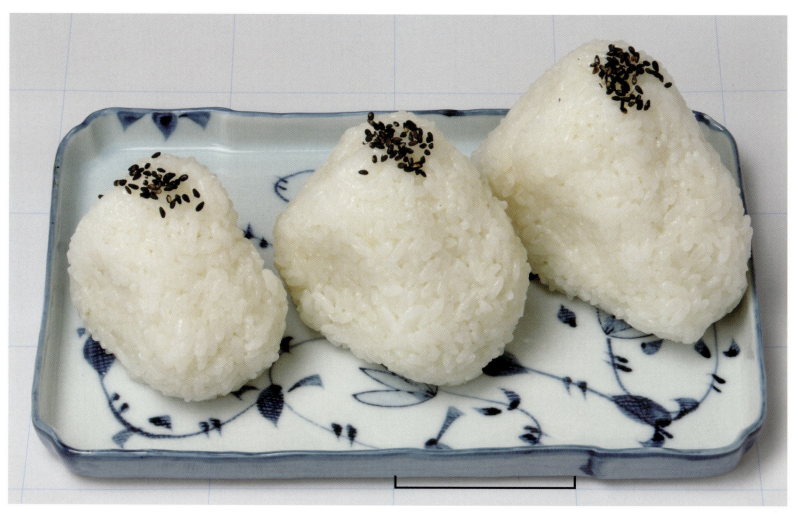

おにぎり ①　　　おにぎり ②　　　おにぎり ③

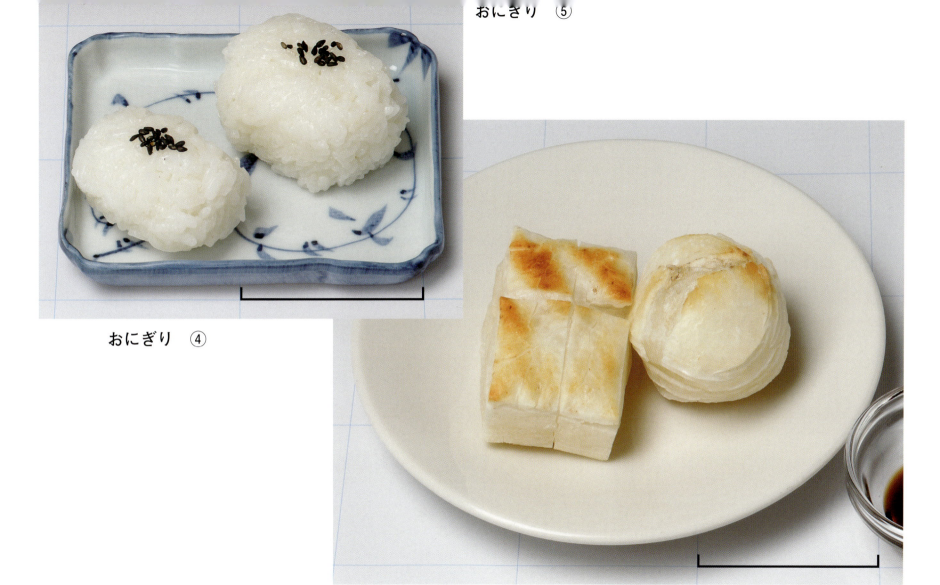

おにぎり ⑤

おにぎり ④

焼きもち ①　　焼きもち ②

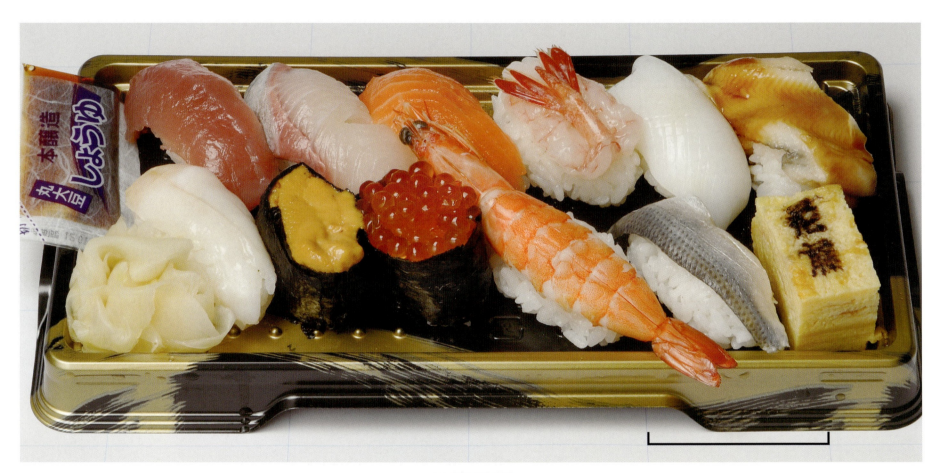

にぎり寿司

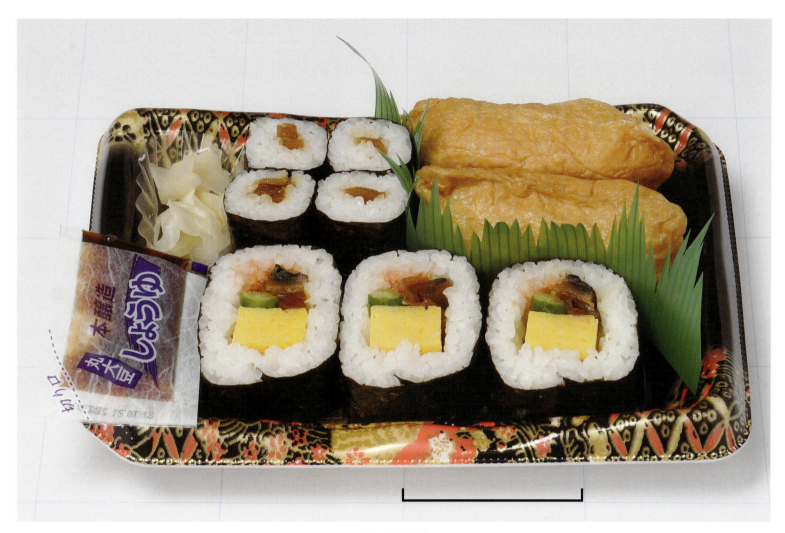

助六寿司

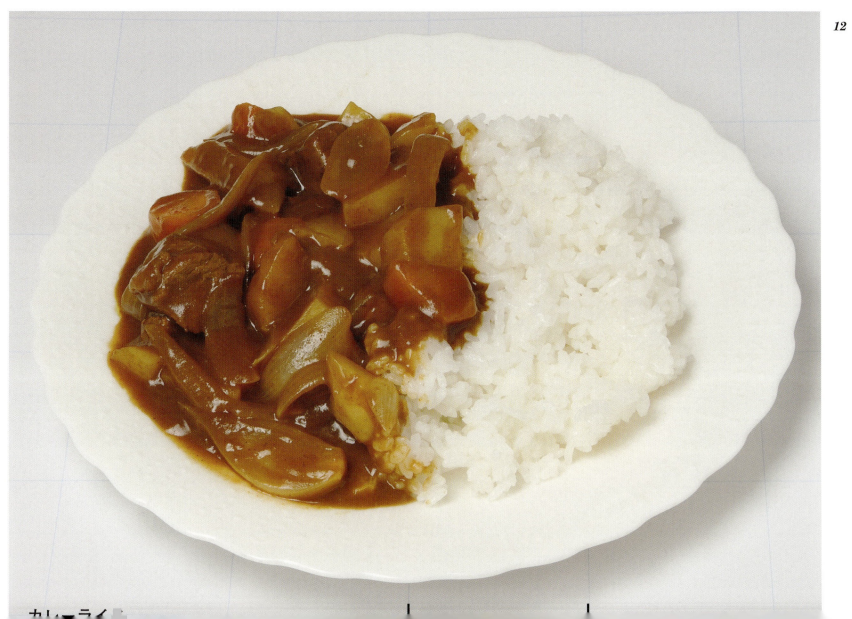

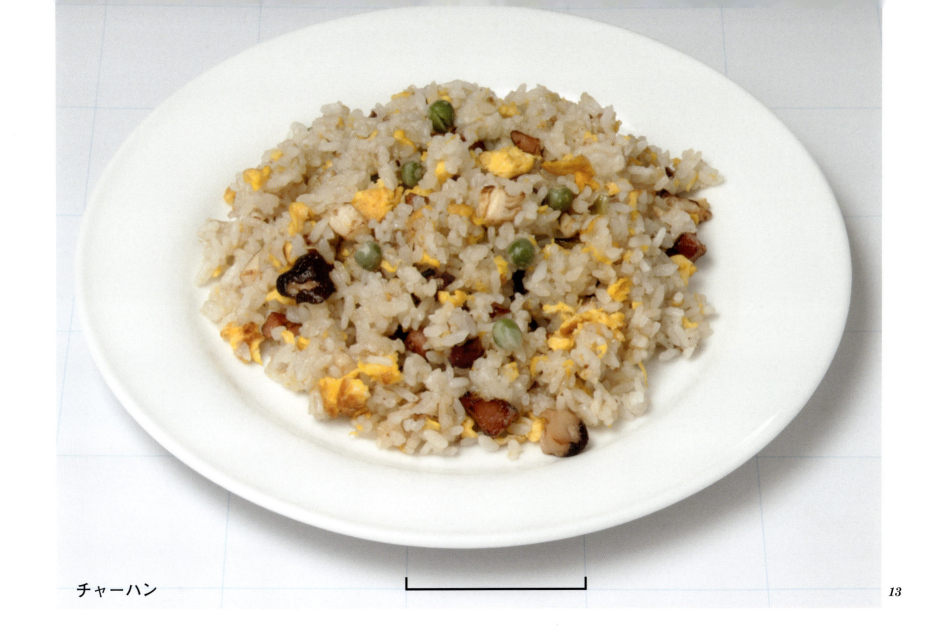
チャーハン

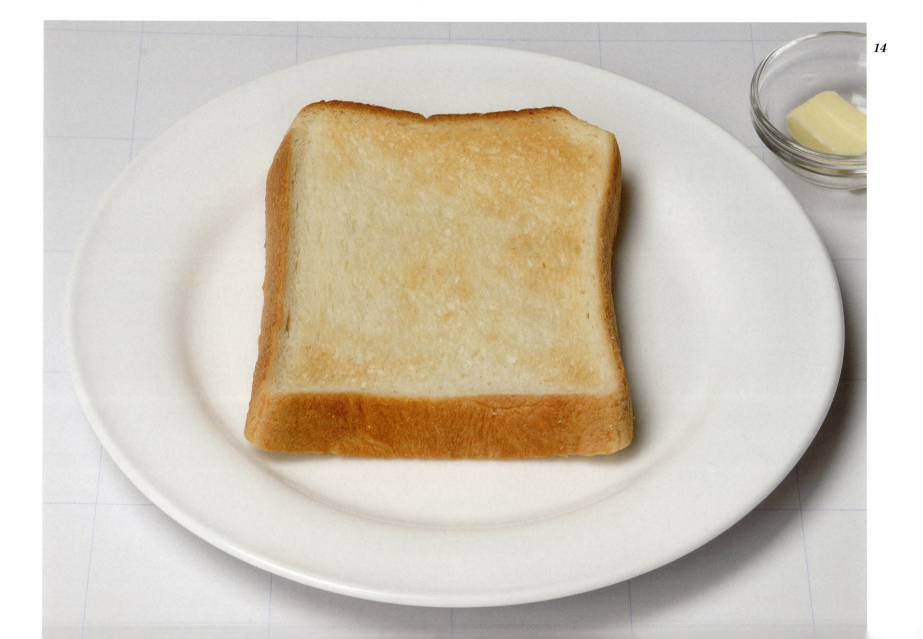

14

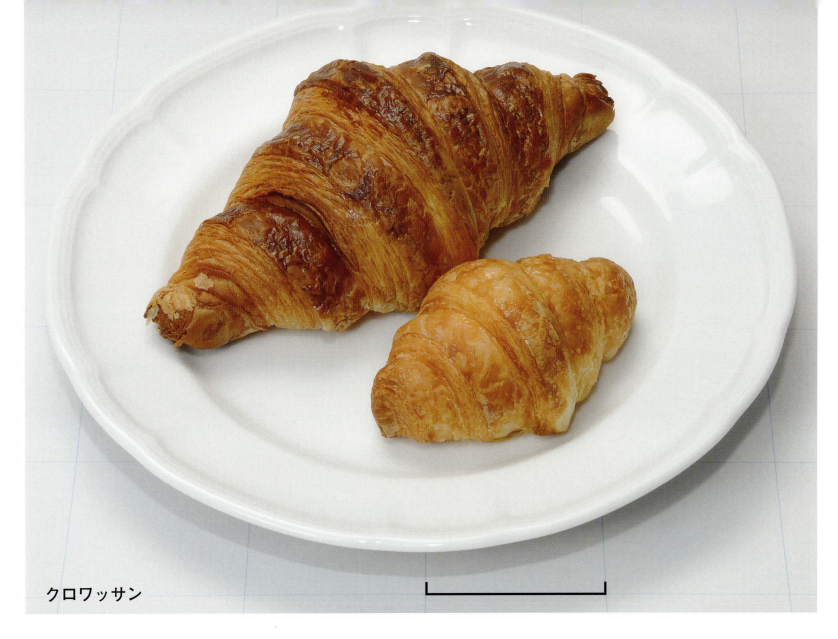

クロワッサン

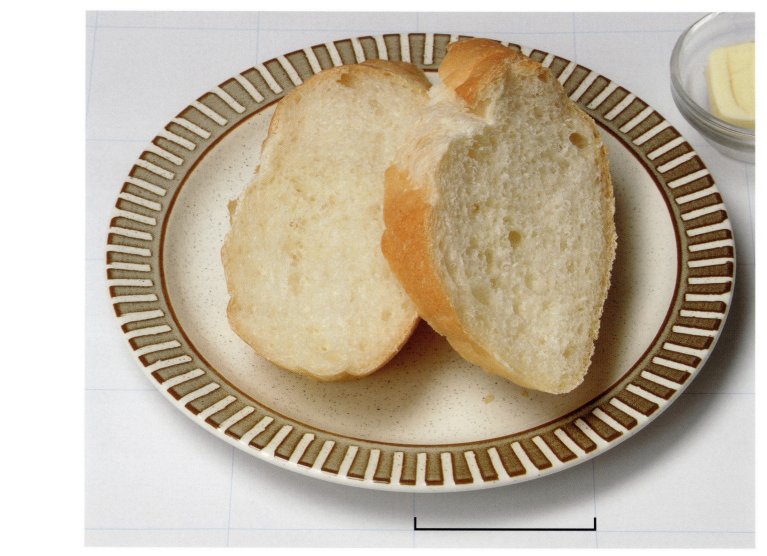

フランスパン

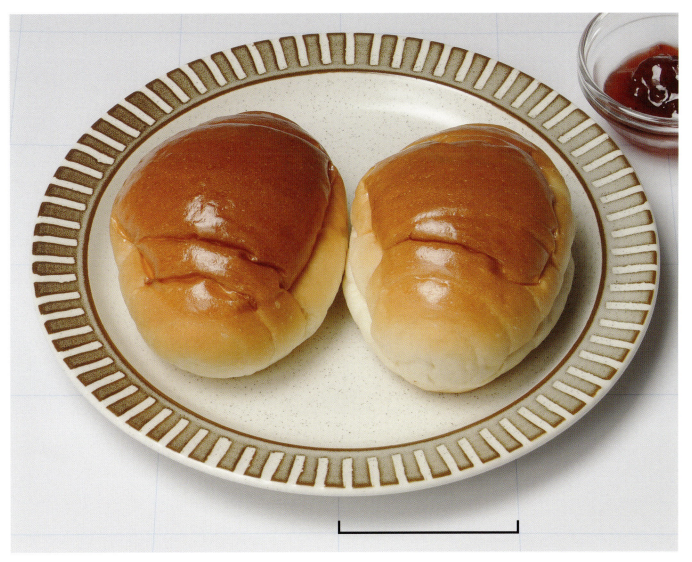

ロールパン

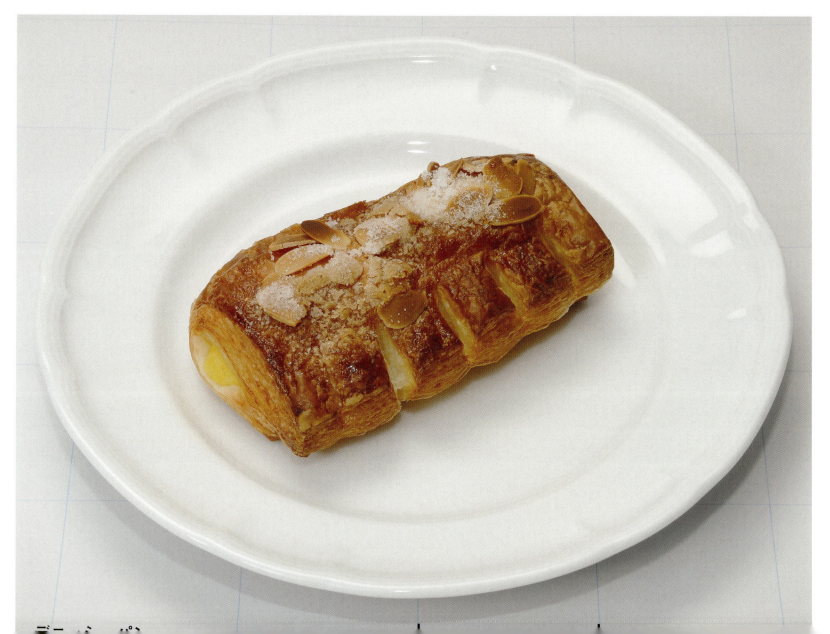

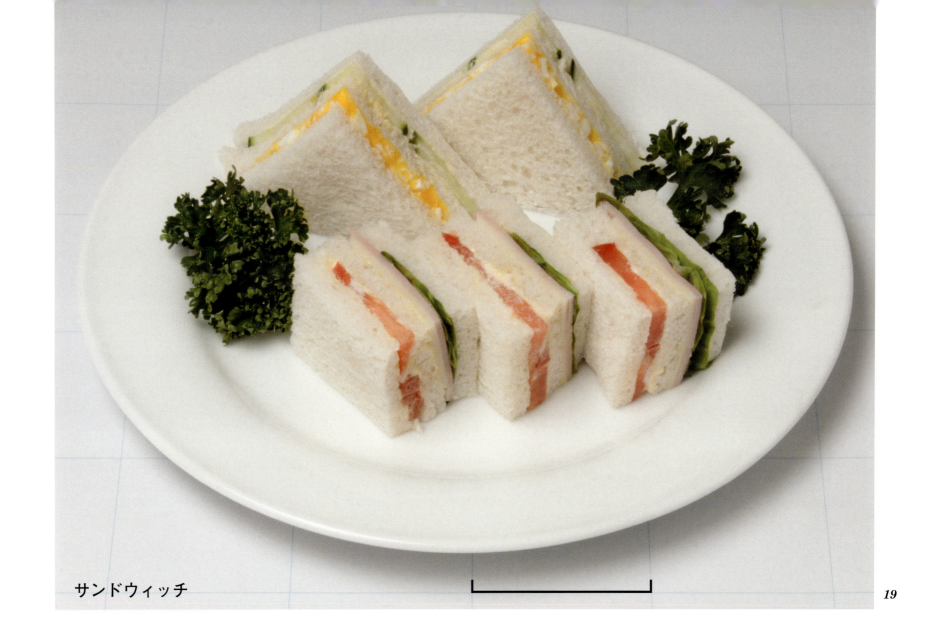

サンドウィッチ

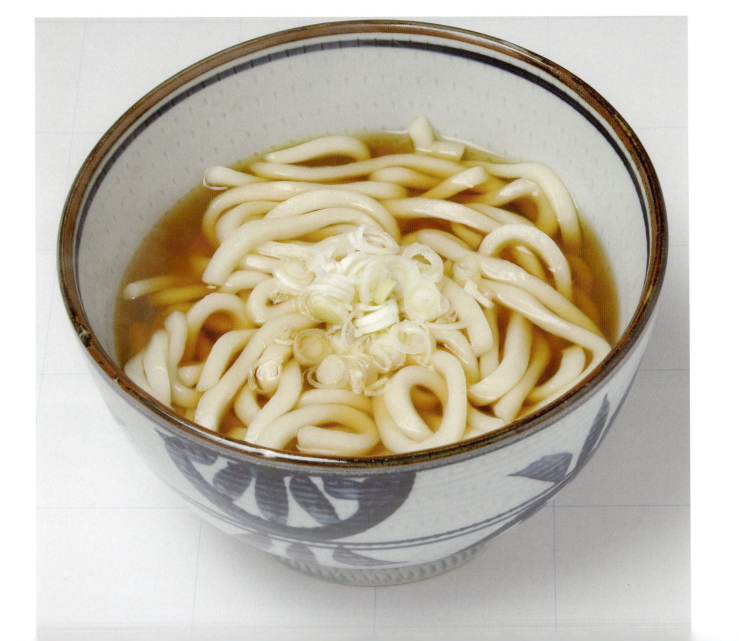

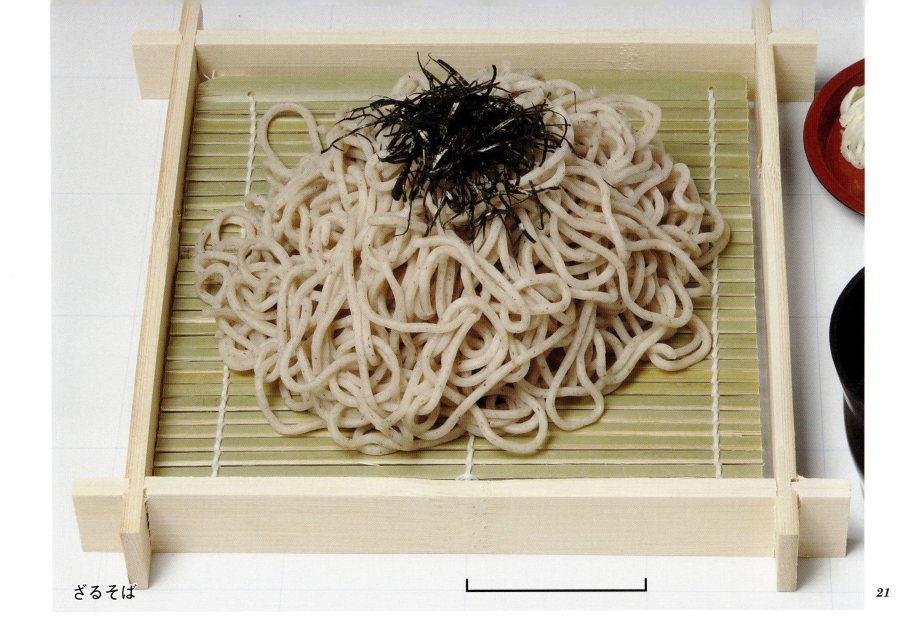

ざるそば

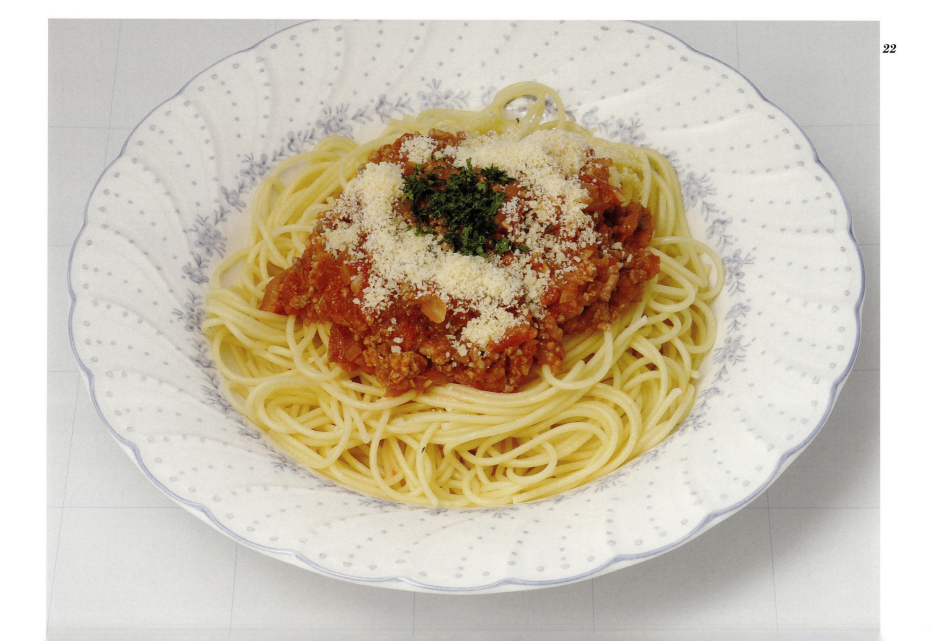

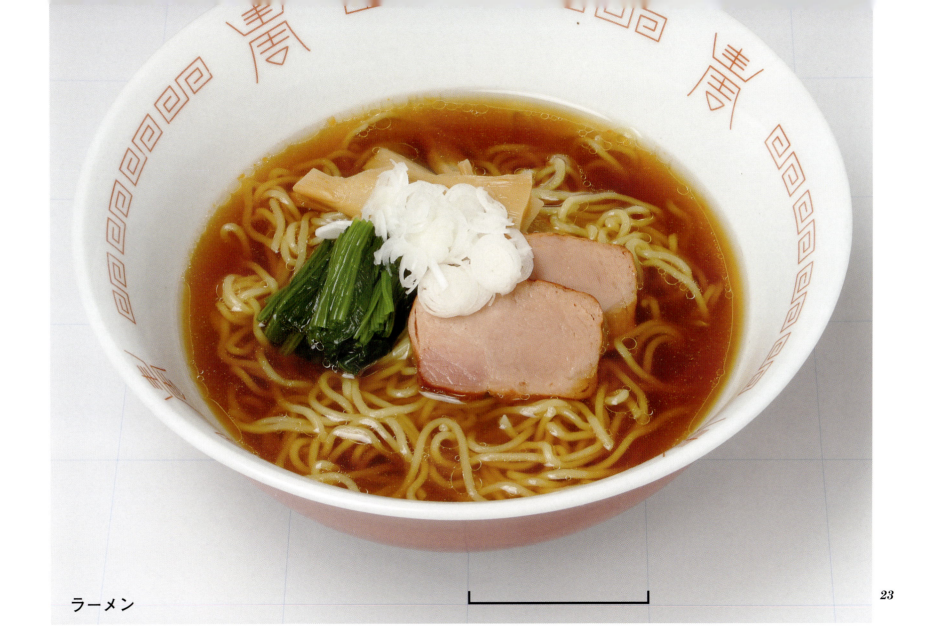

ラーメン

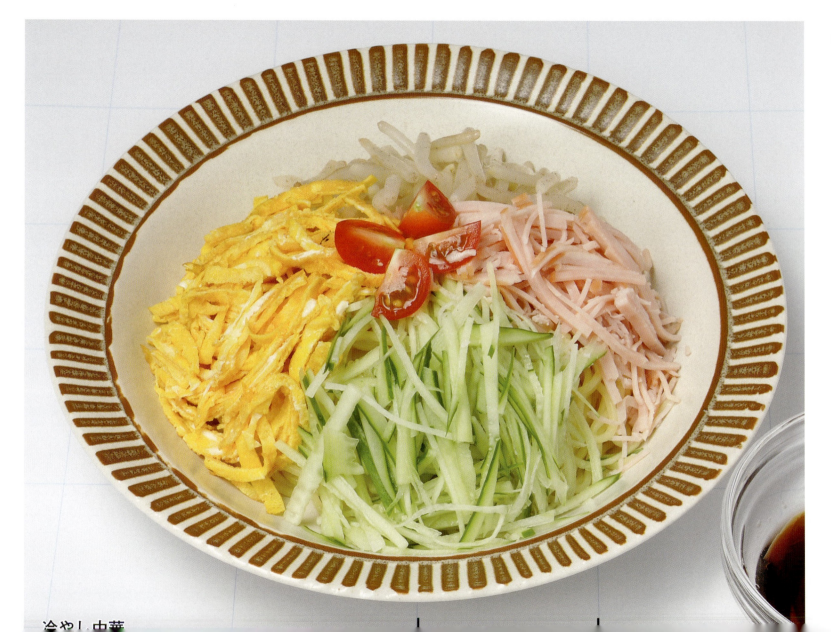

冷やし中華

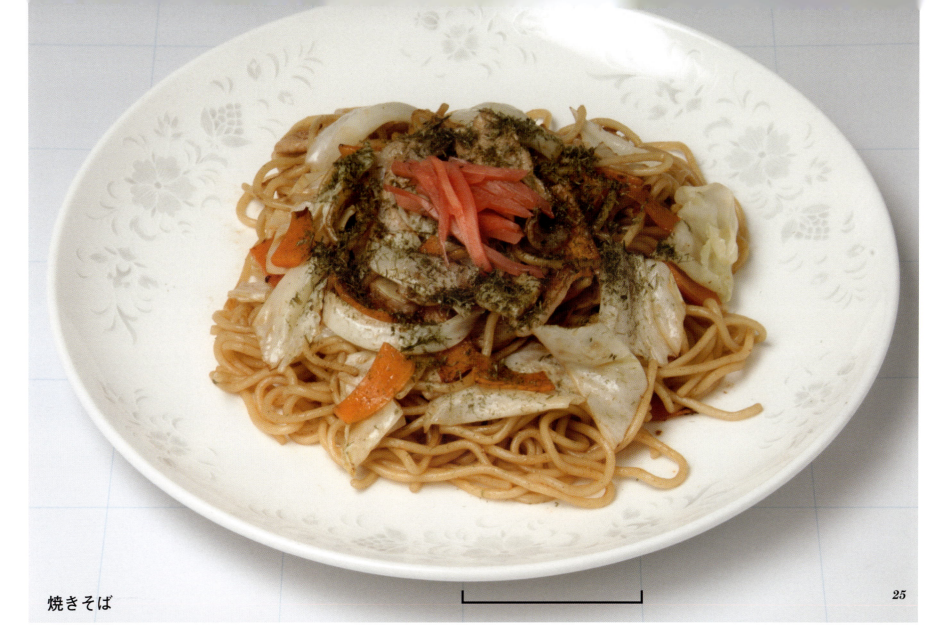

焼きそば

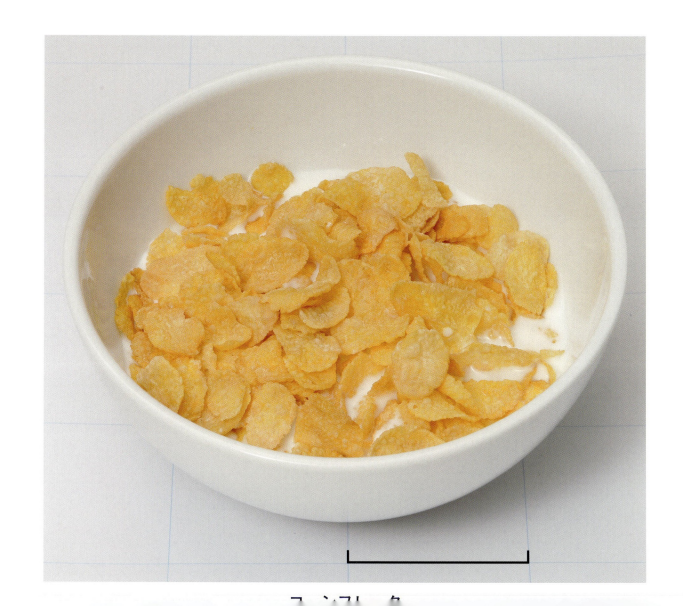

コンフレーク

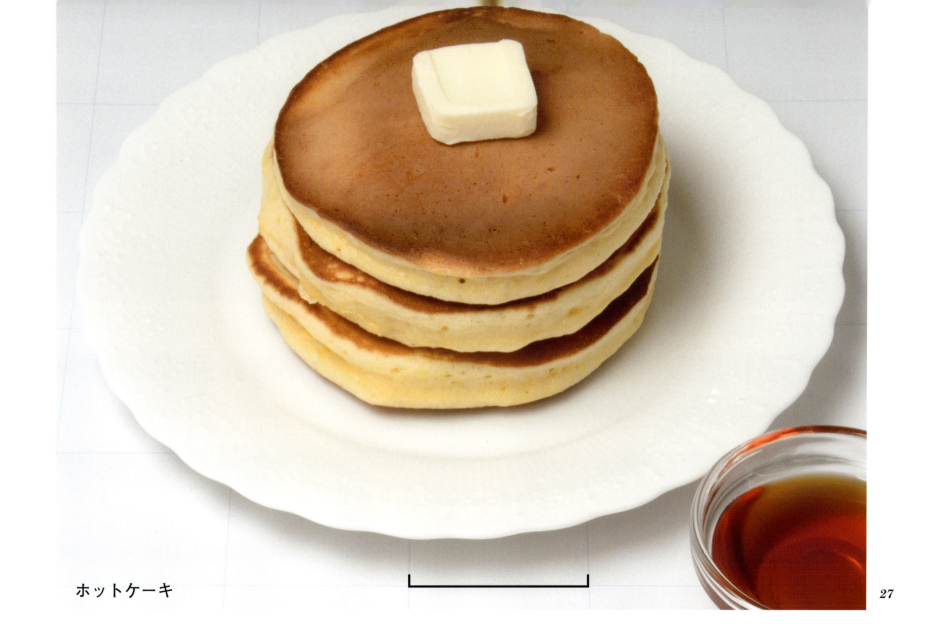

ホットケーキ

主　菜

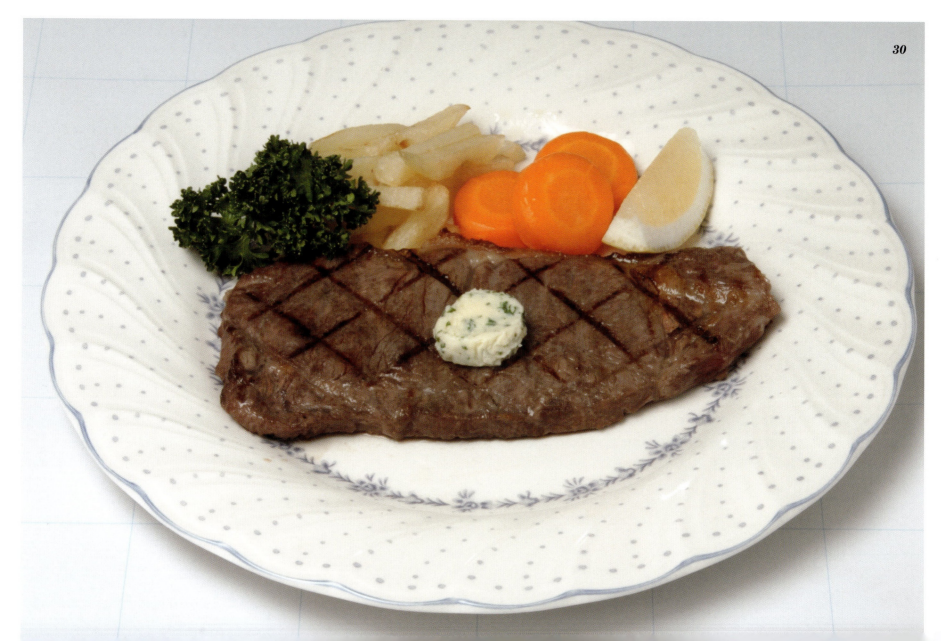

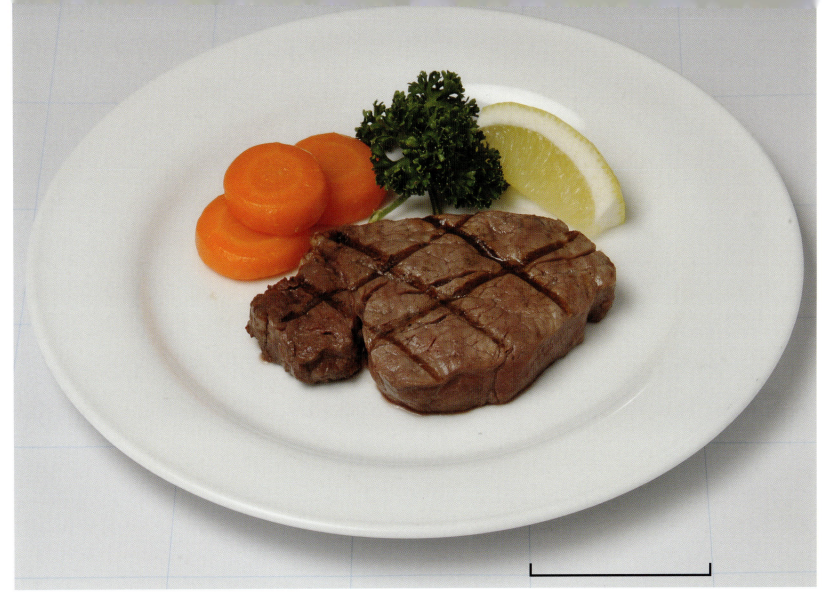

ヒレステーキ

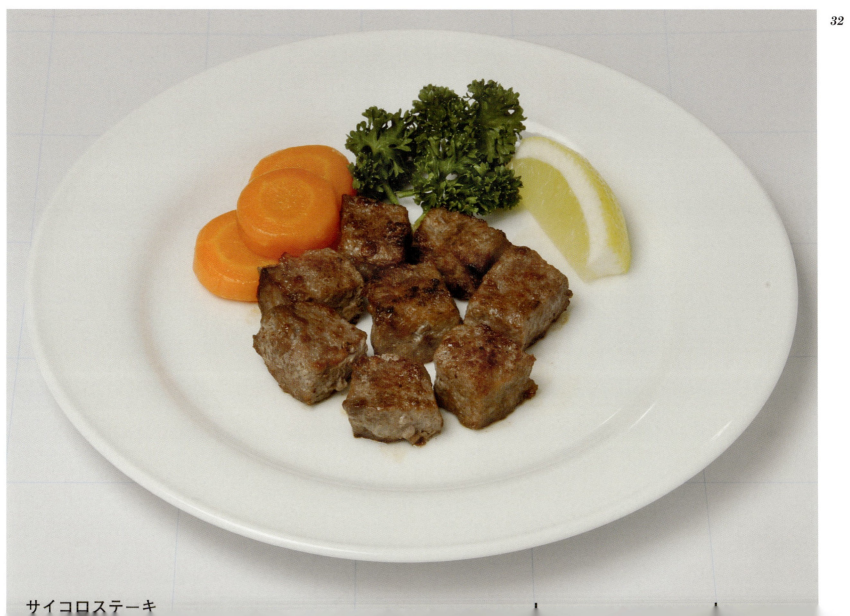

サイコロステーキ

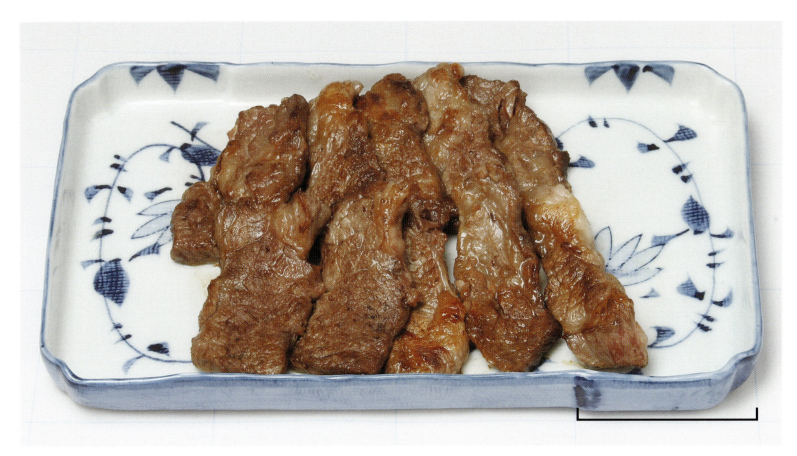

焼き肉

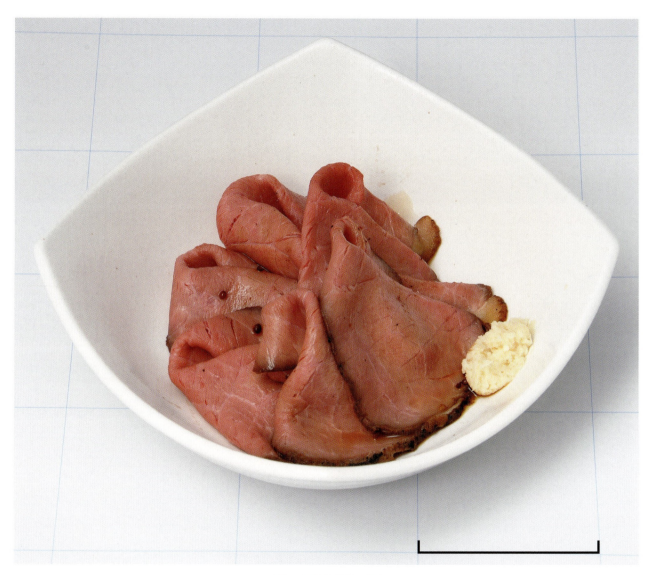
ローストビーフ

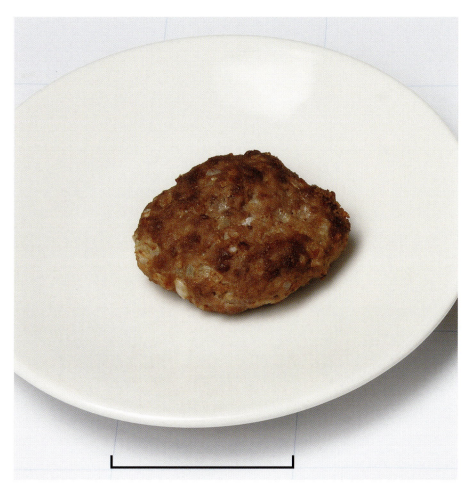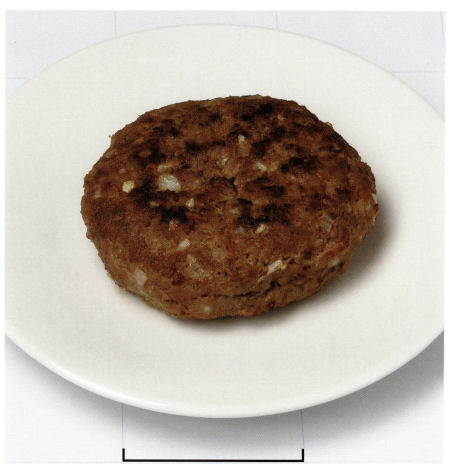

ハンバーグ

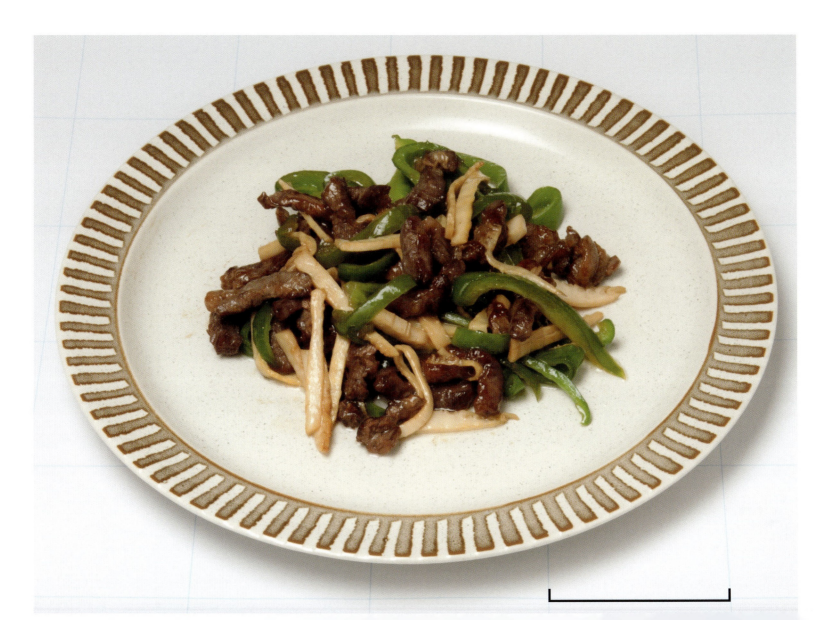

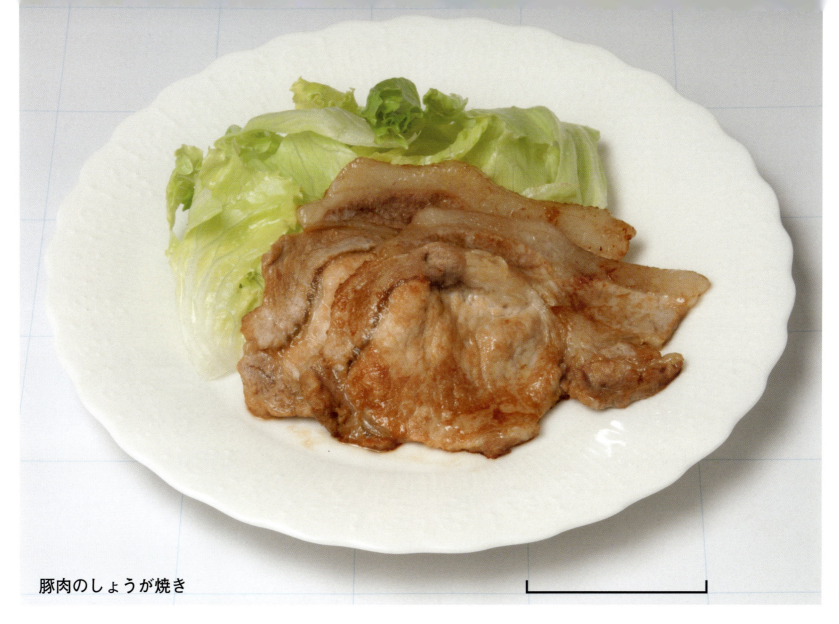

豚肉のしょうが焼き

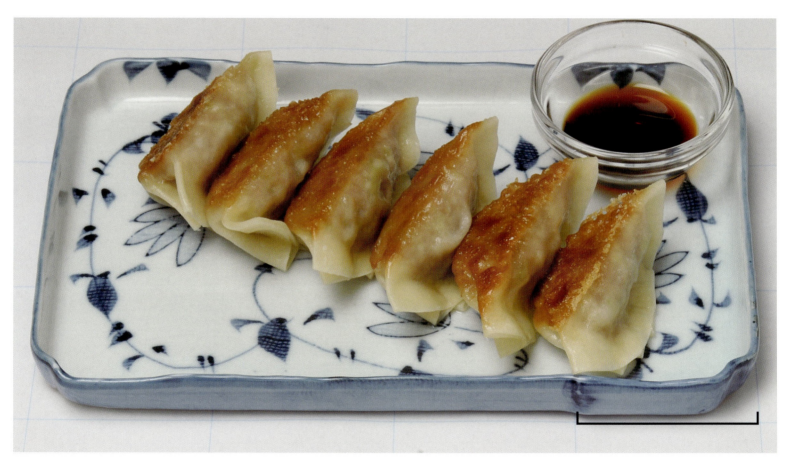

ぎょうざ

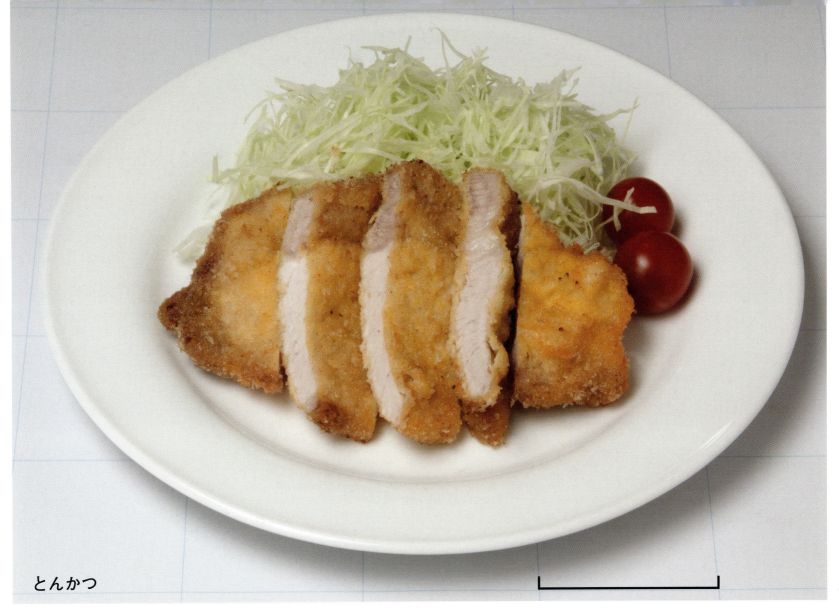

とんかつ

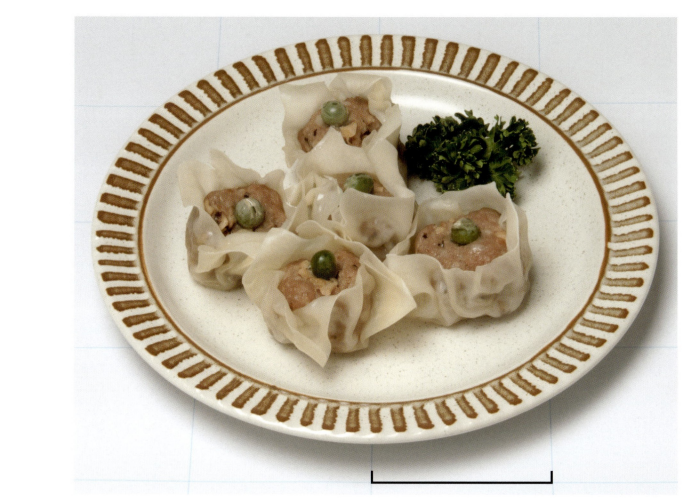

しゅうまい

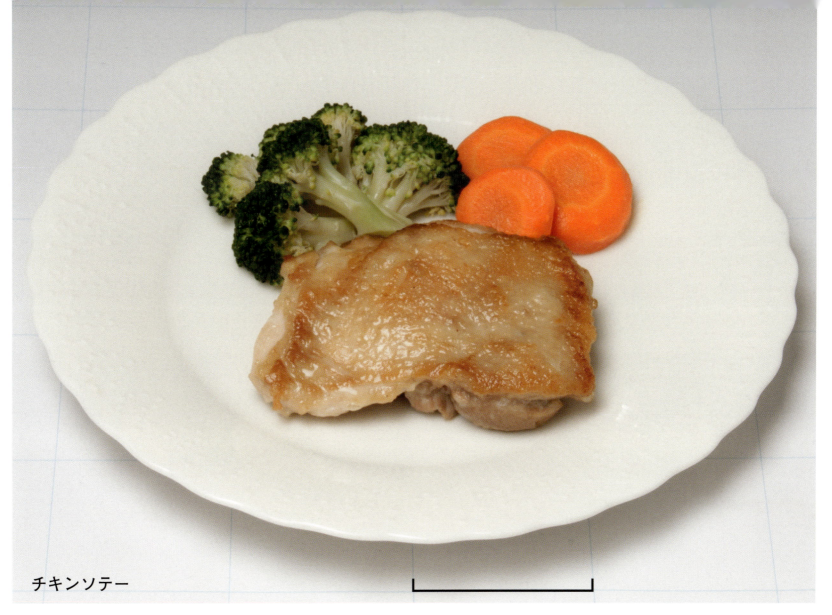

チキンソテー

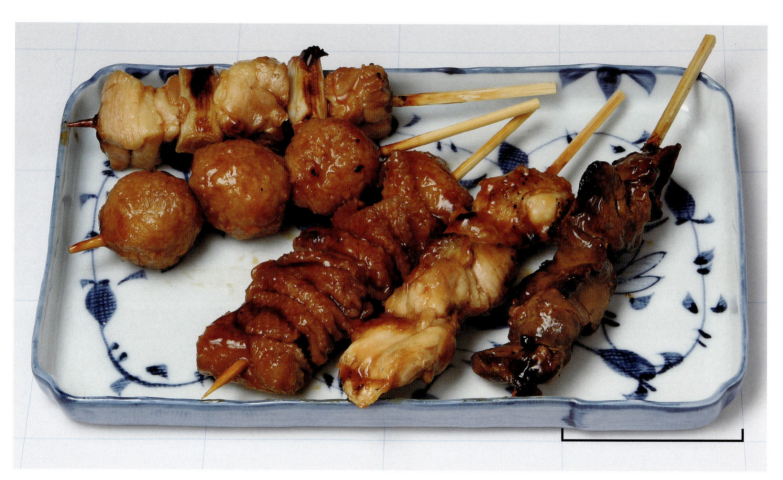

焼き鳥

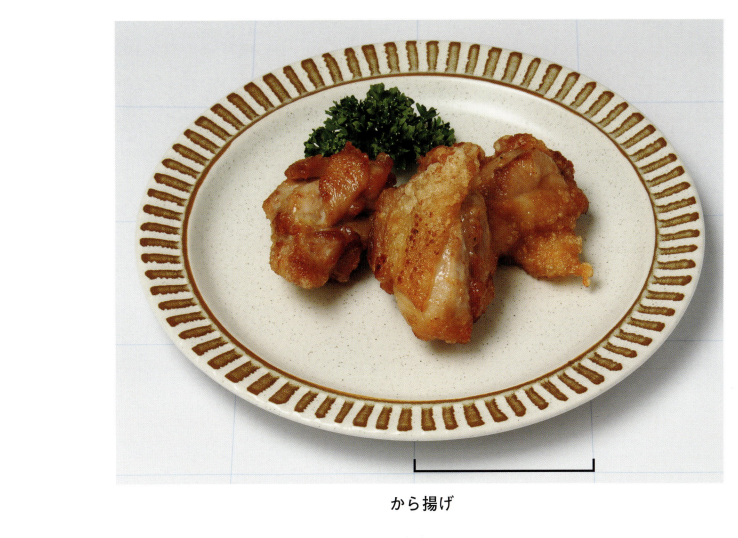

から揚げ

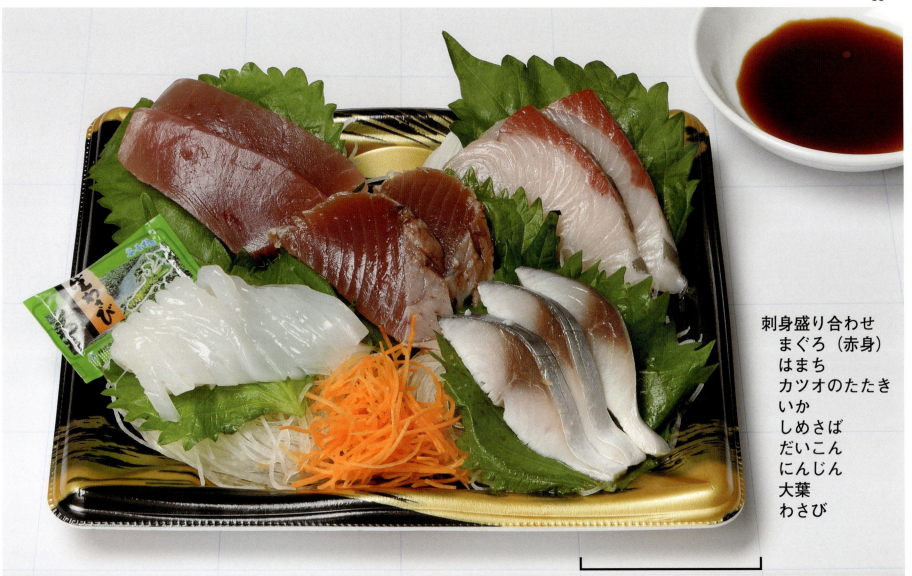

刺身盛り合わせ
　まぐろ（赤身）
　はまち
　カツオのたたき
　いか
　しめさば
　だいこん
　にんじん
　大葉
　わさび

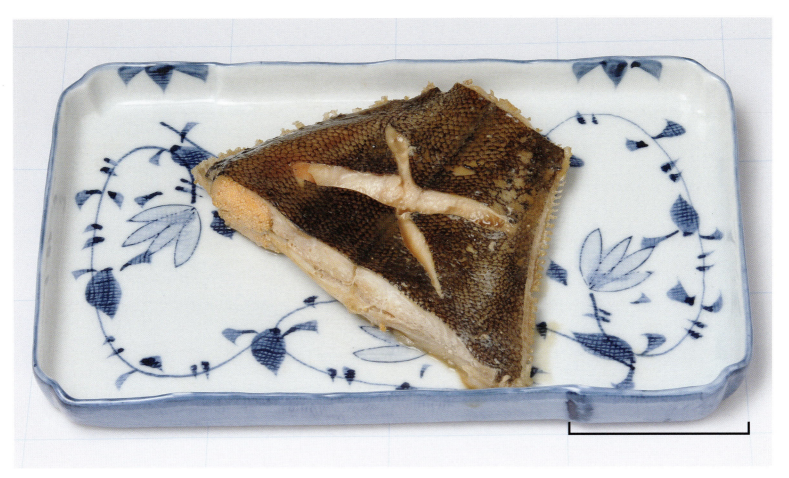

かれいの煮付け

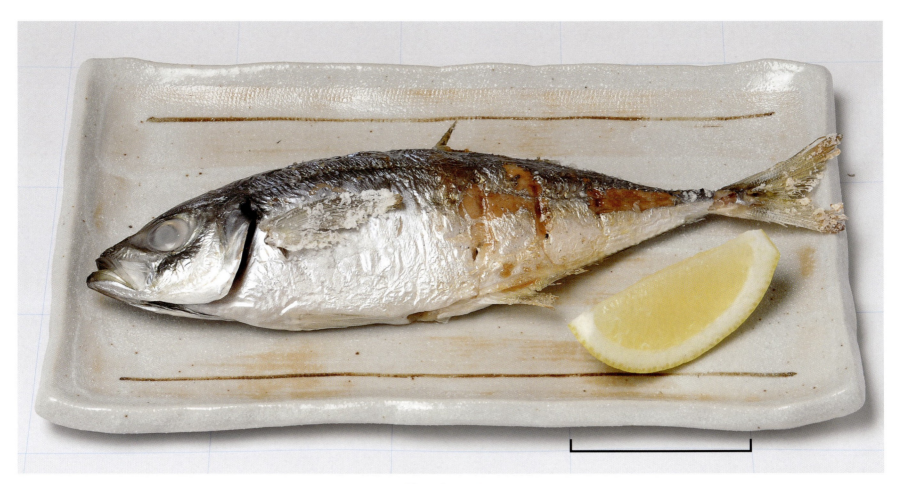

焼き魚　あじ

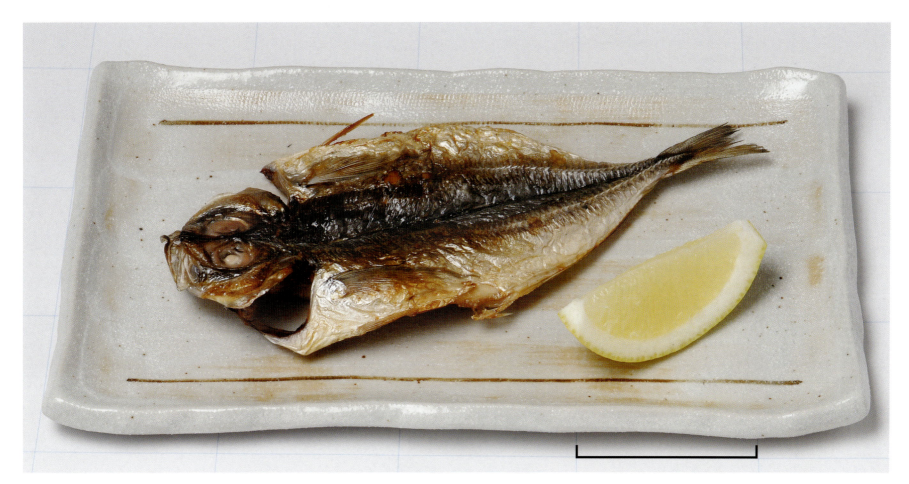

焼き魚　あじの干物

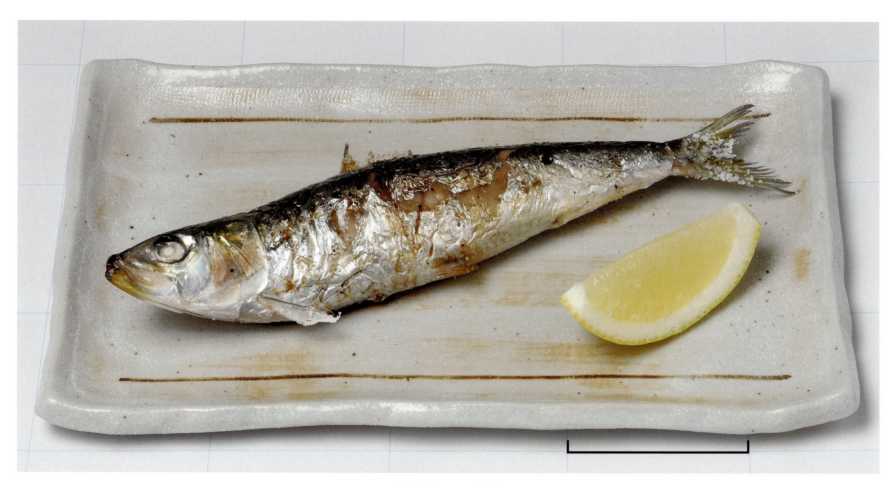

焼き魚　いわし

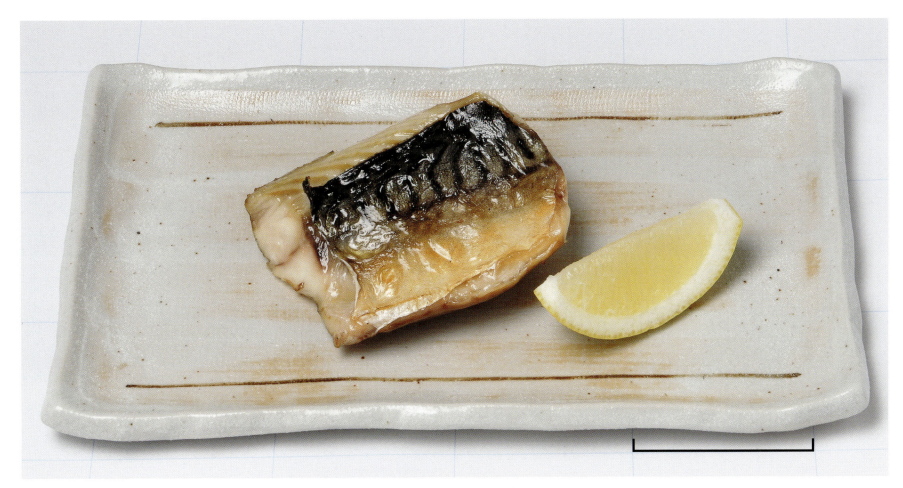

焼き魚　塩さば

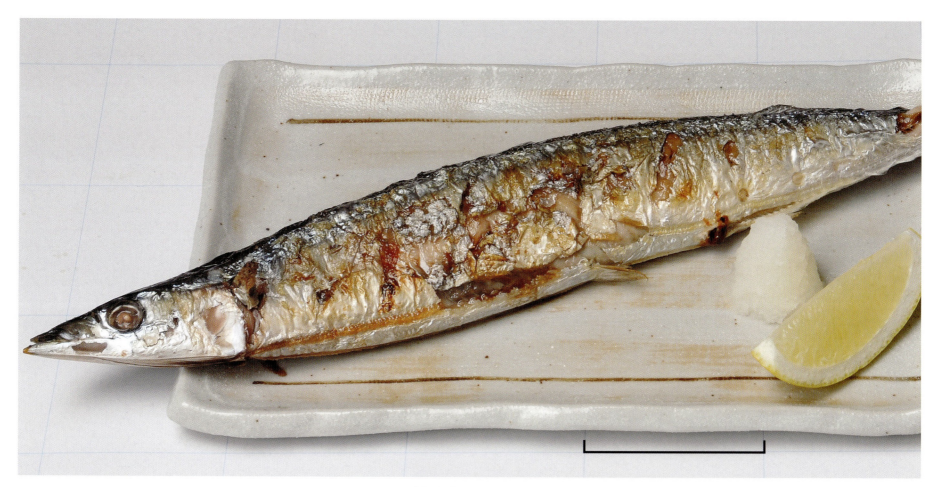

焼き魚　さんま

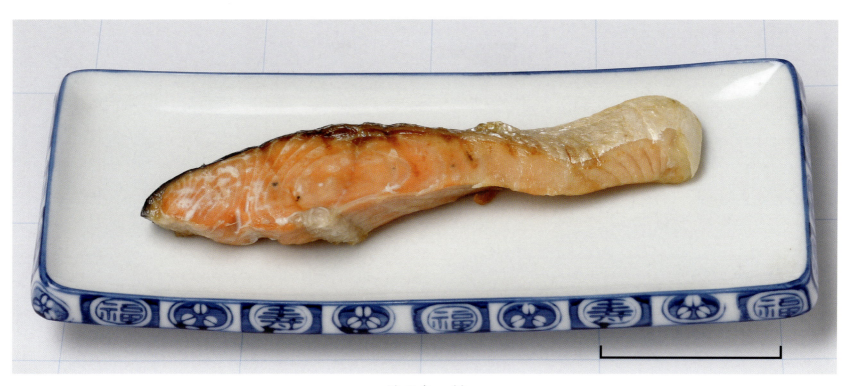

焼き魚　鮭

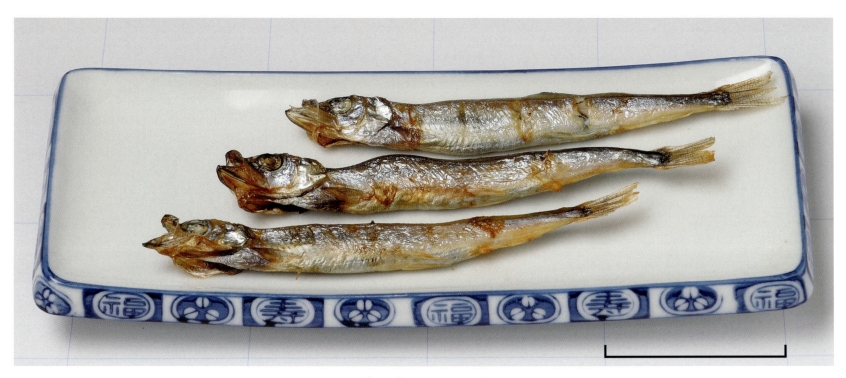

焼き魚　ししゃも

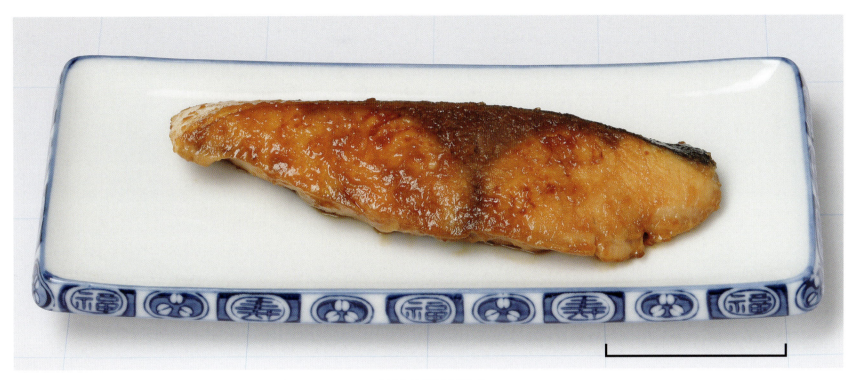

ぶりの照り焼き

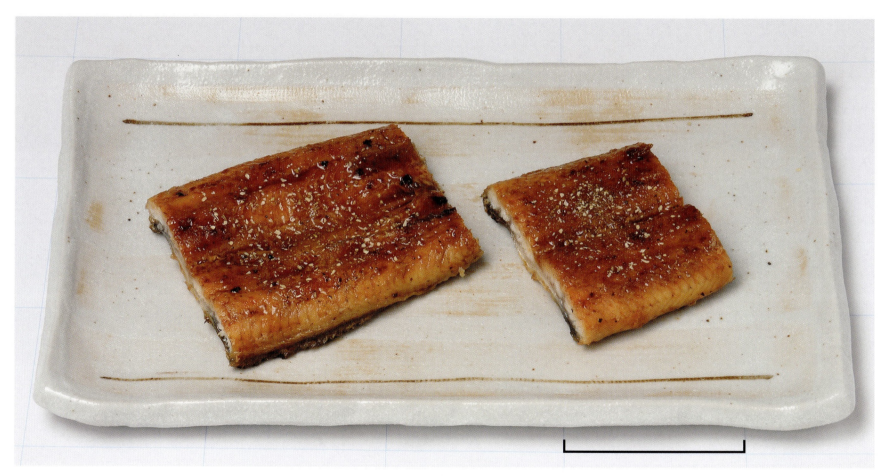

うなぎかば焼

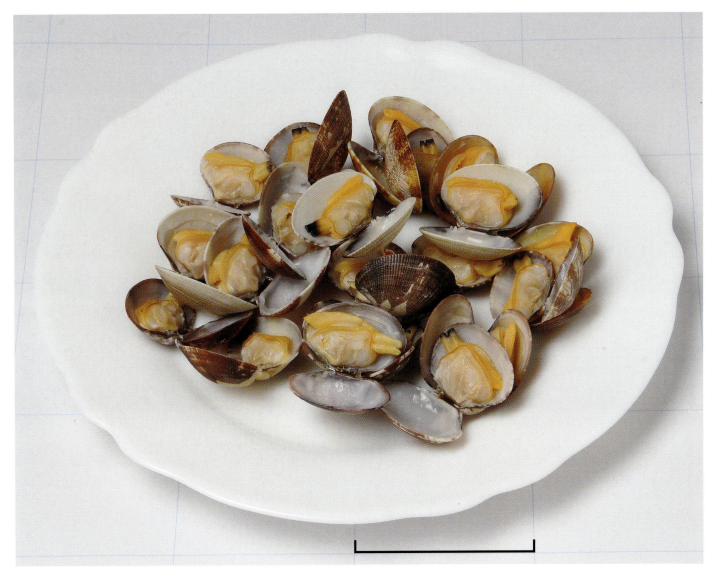

あさりの酒蒸し

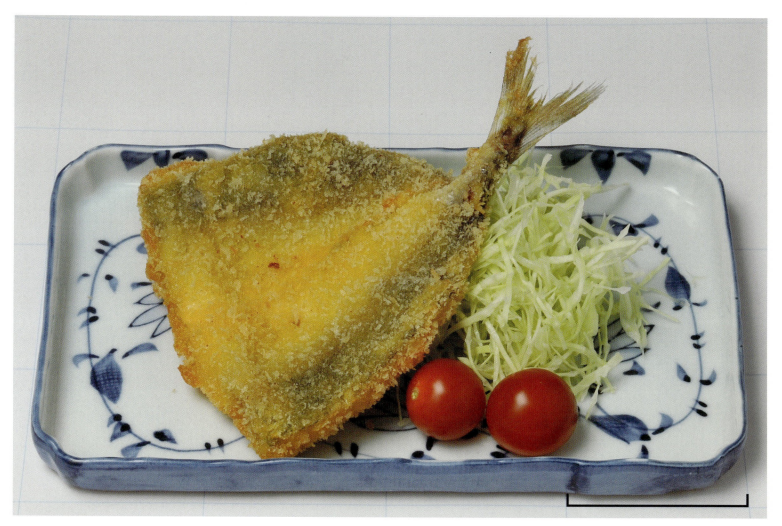

あじフライ

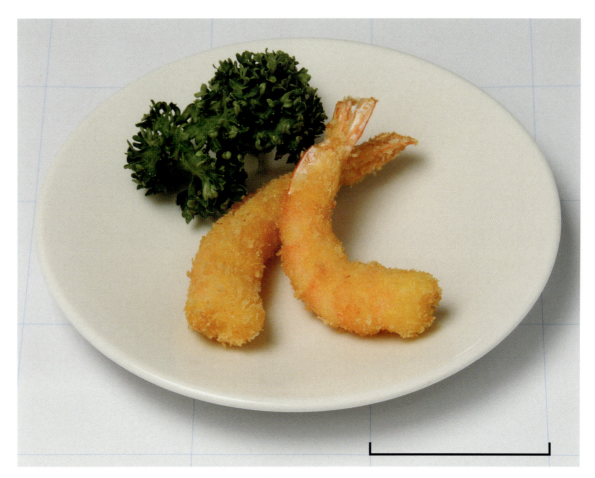

海老フライ

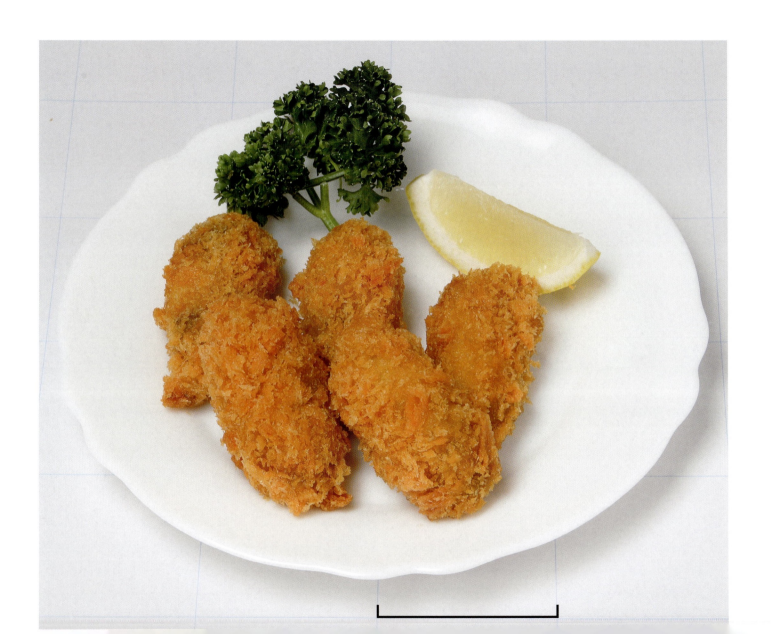

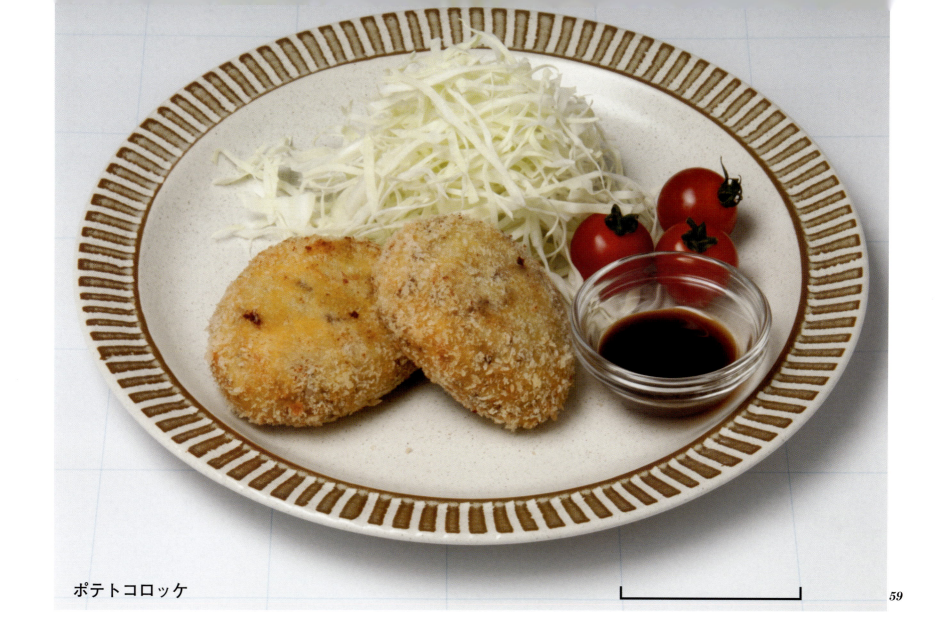

ポテトコロッケ

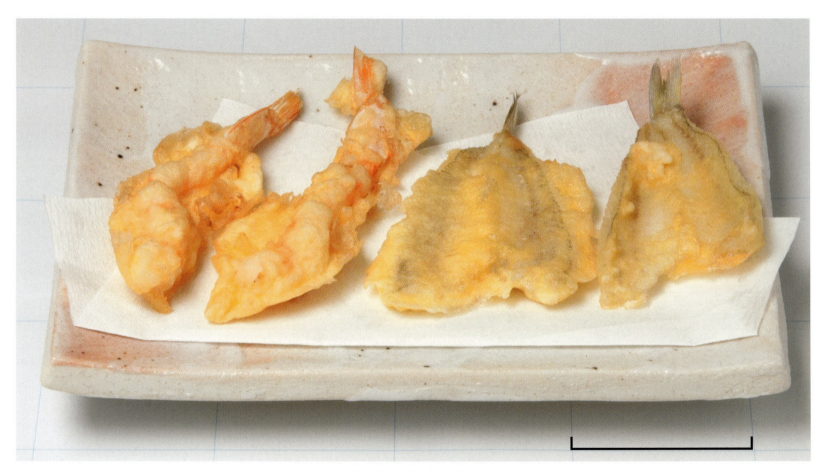

天ぷら　海老, きす

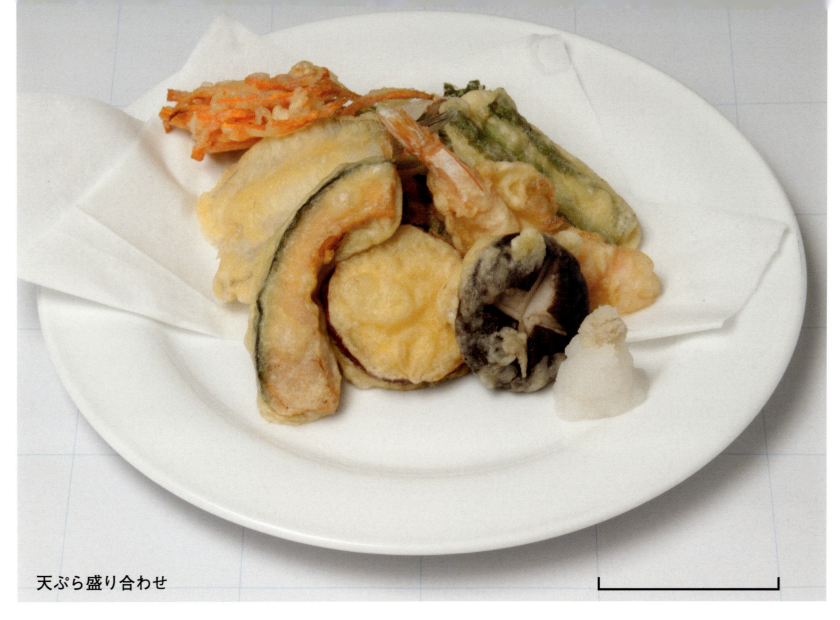

天ぷら盛り合わせ

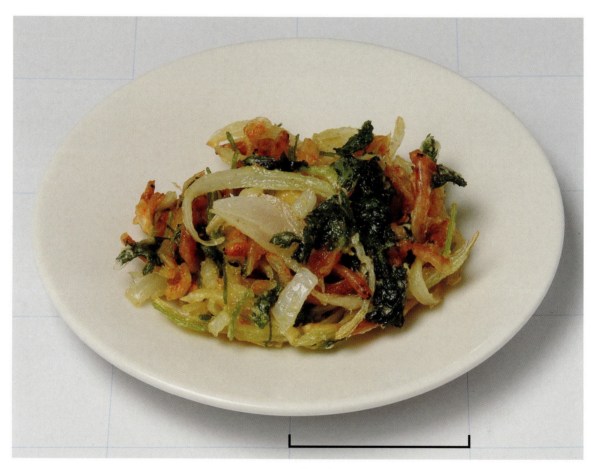

かき揚げ

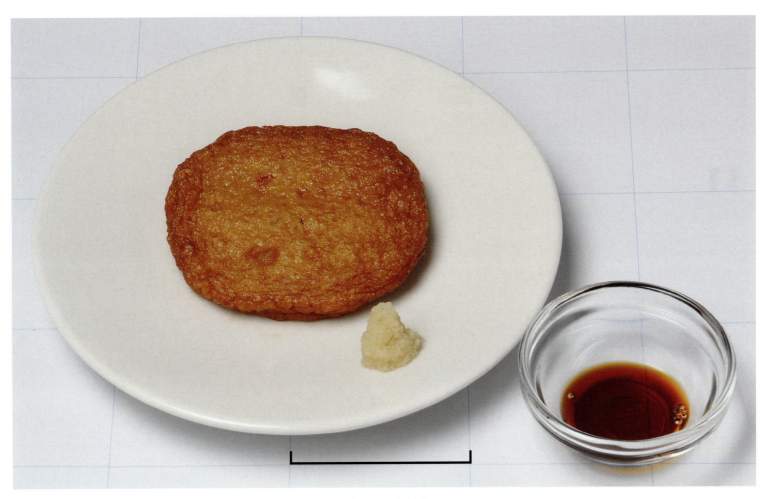

さつま揚げ

副　菜

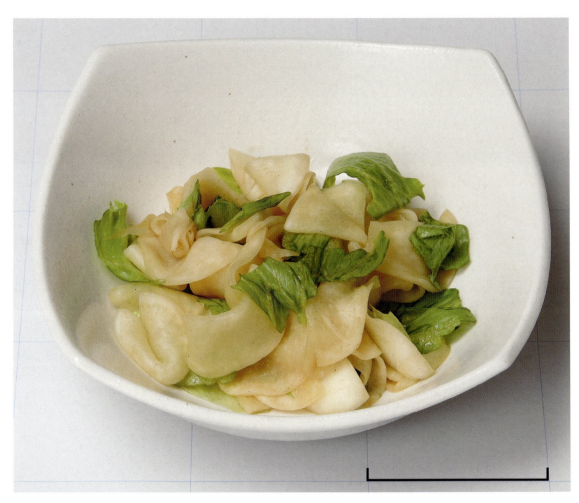

かぶのサラダ

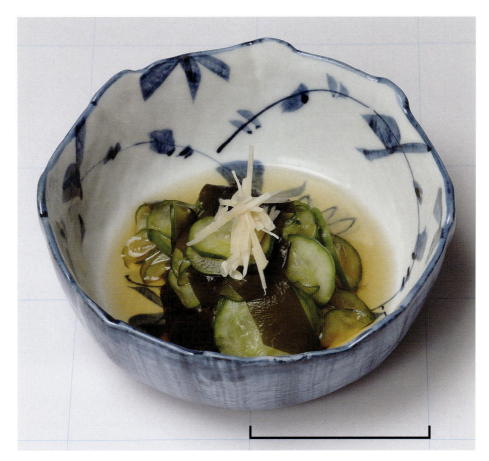

きゅうりの酢の物

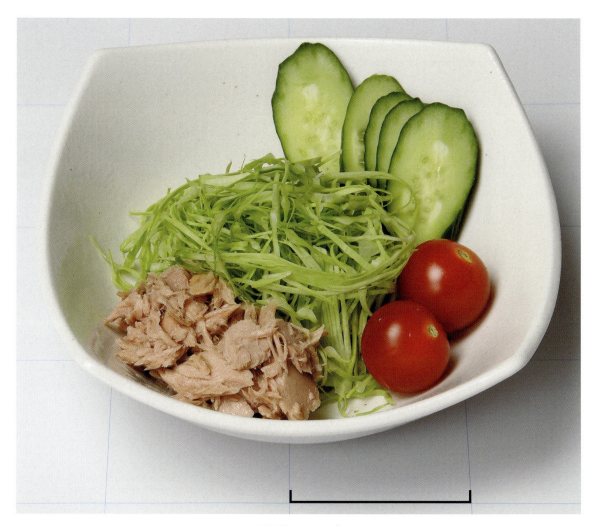

野菜サラダ

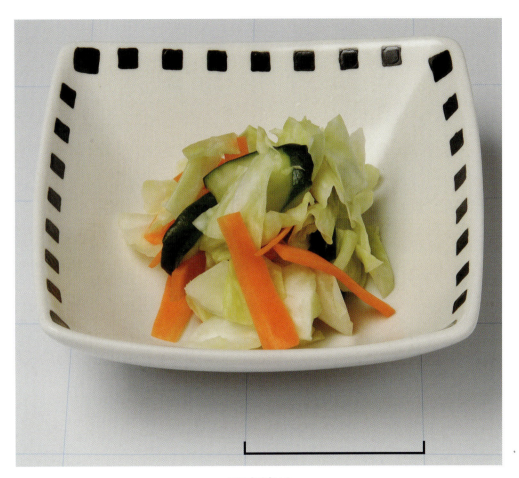

即席漬け

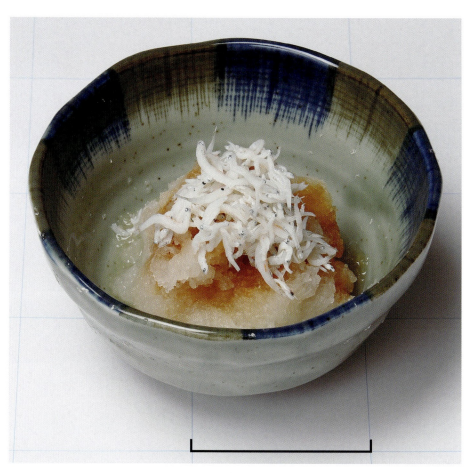

しらすおろし

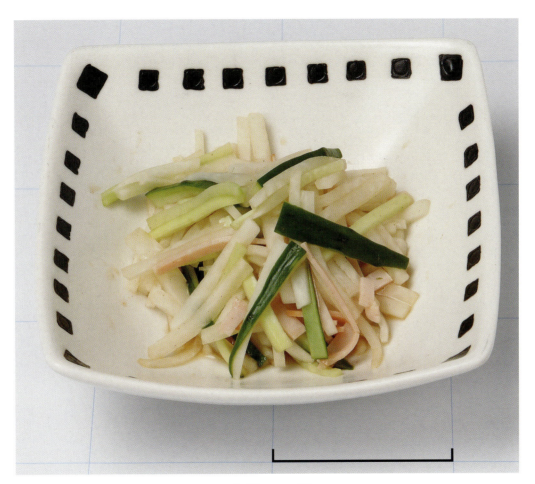

大根サラダ

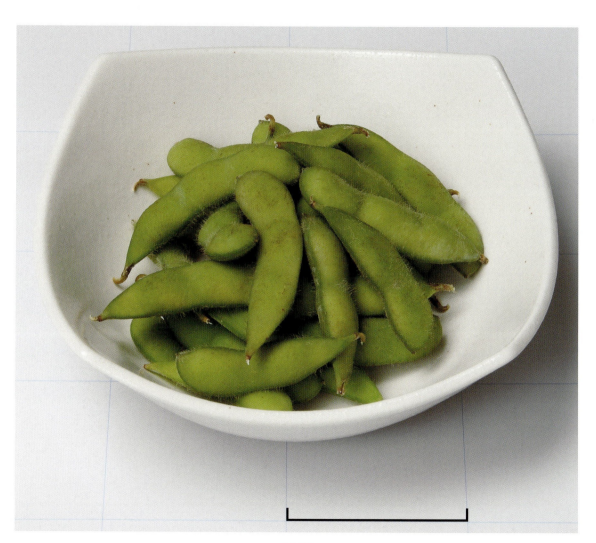

枝豆

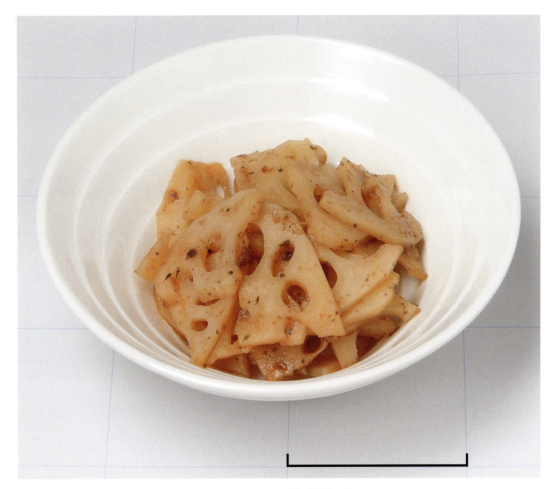

れんこんの梅肉和え

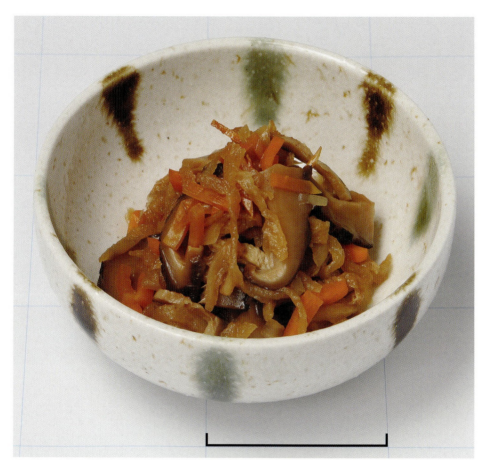

切り干し大根の煮物

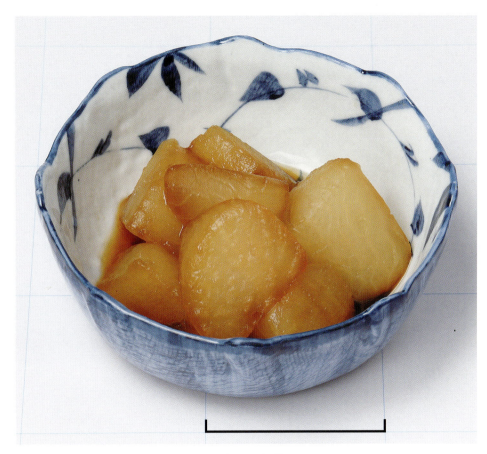

大根の煮物

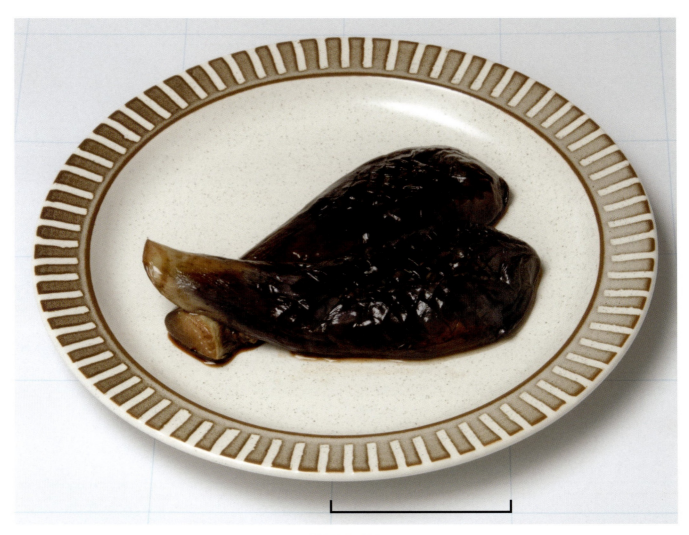

茄子の煮物

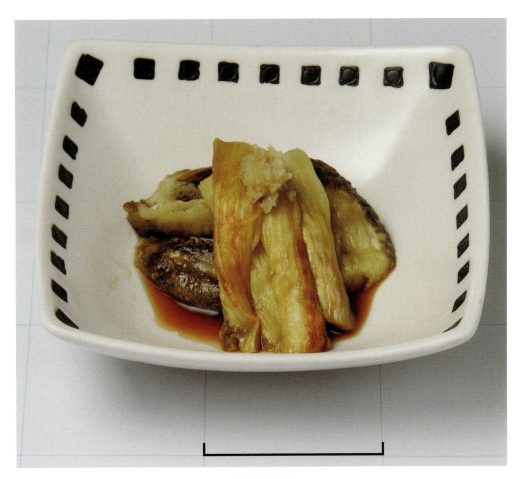

焼き茄子

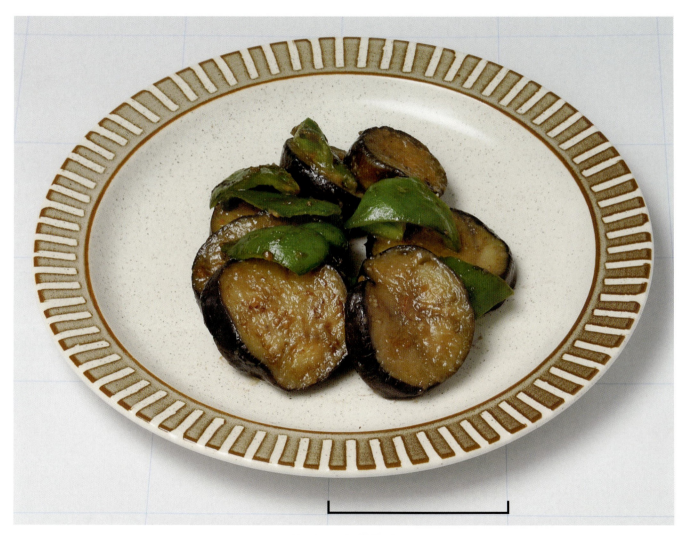

茄子の味噌炒め

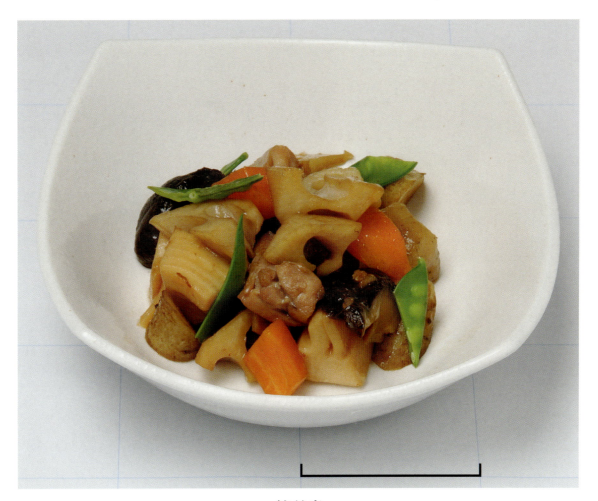

筑前煮

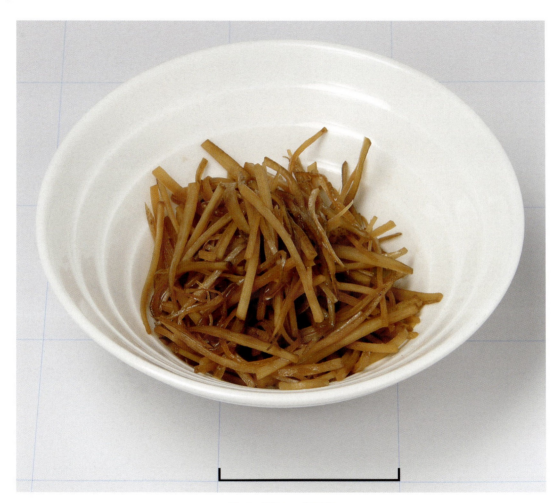

きんぴらごぼう

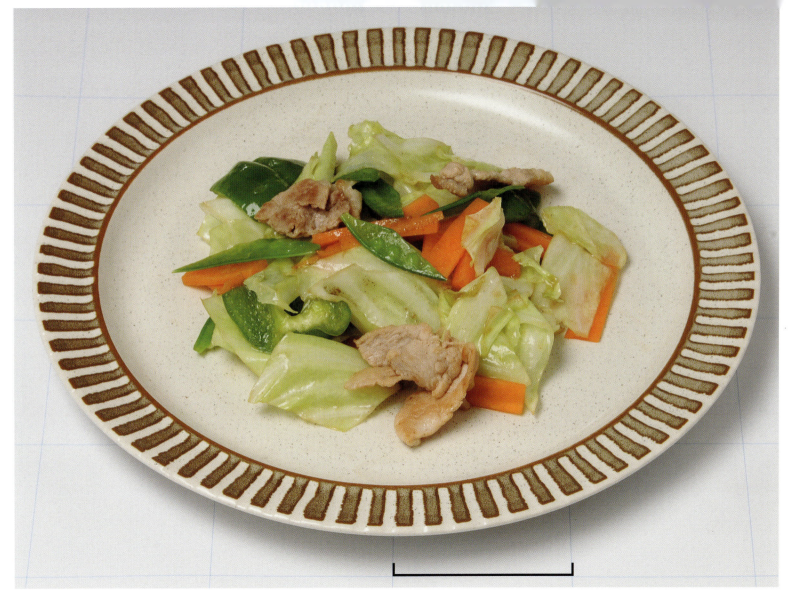

肉野菜炒め

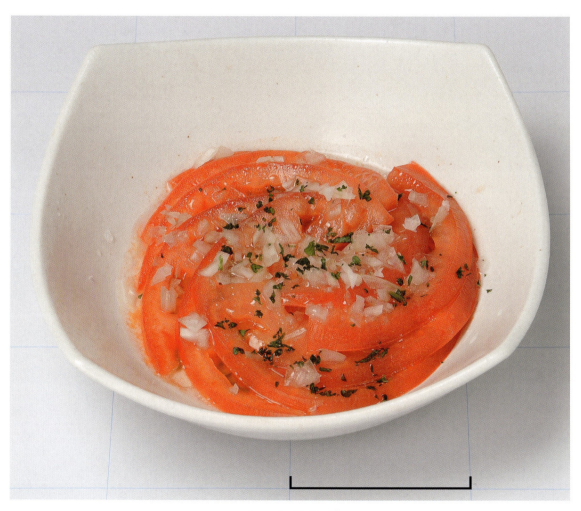

トマトサラダ

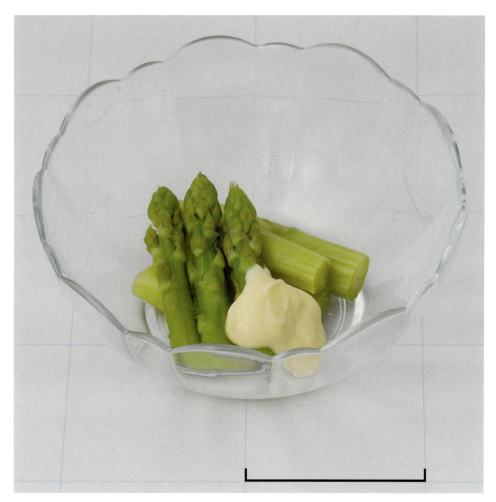

グリーンアスパラガスのサラダ

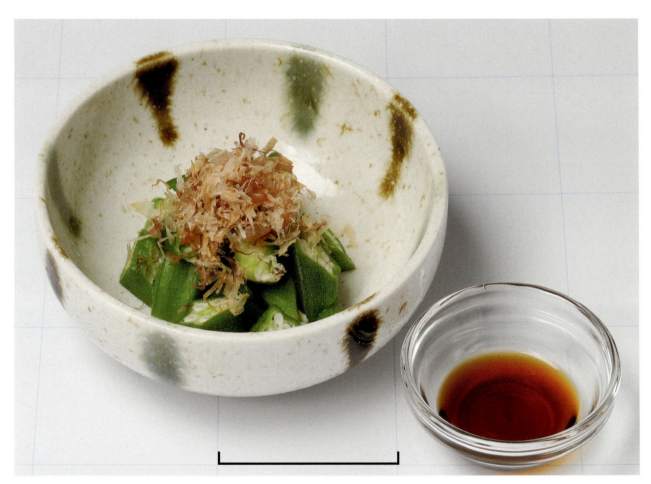

オクラのサラダ

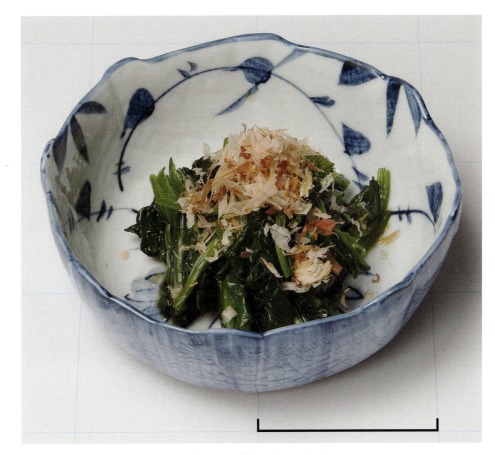

ほうれん草のおひたし

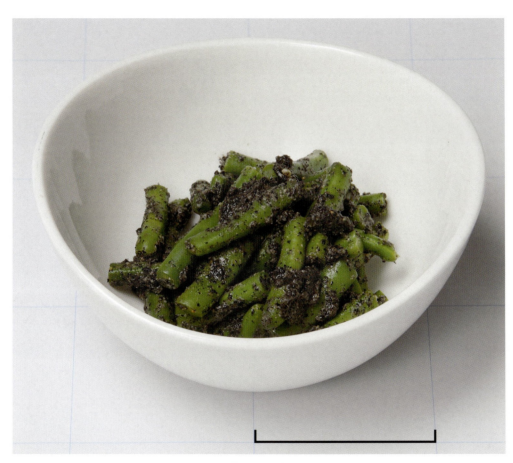

いんげんのごま和え

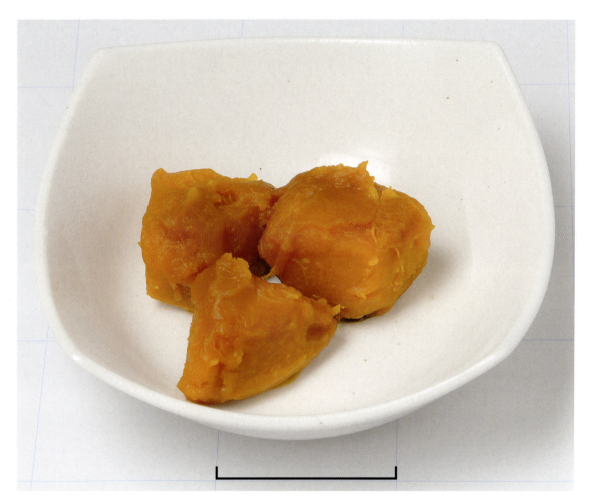

かぼちゃの含め煮

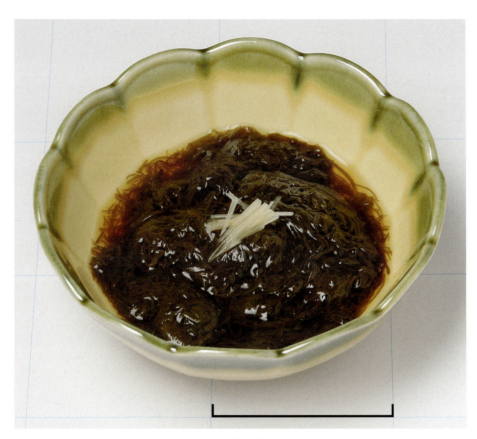

もずく酢

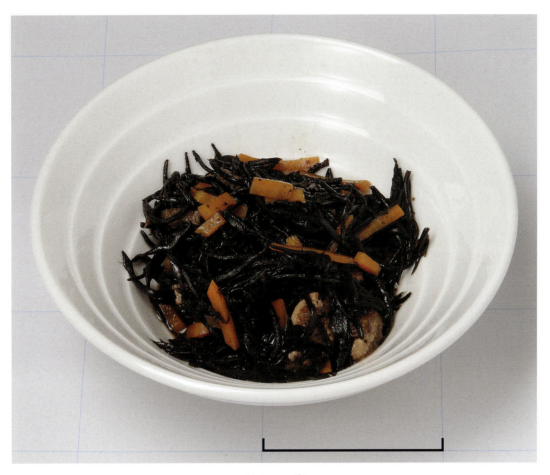

ひじき煮

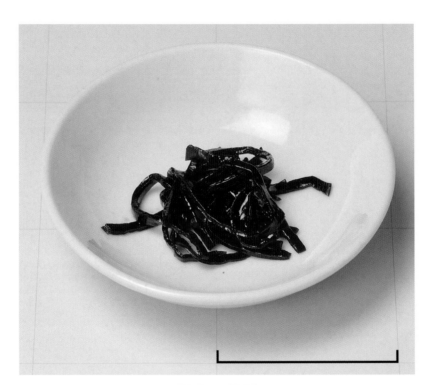

昆布の佃煮

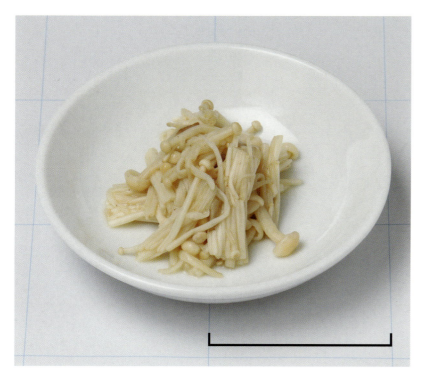

えのきだけのソテー　　　　　　　エリンギのソテー

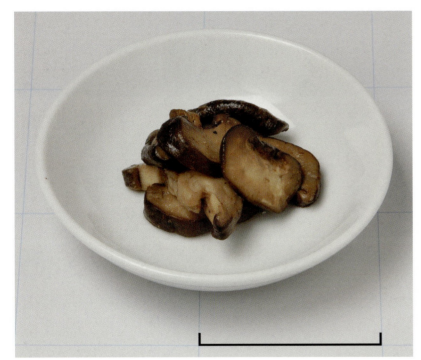

しいたけのソテー

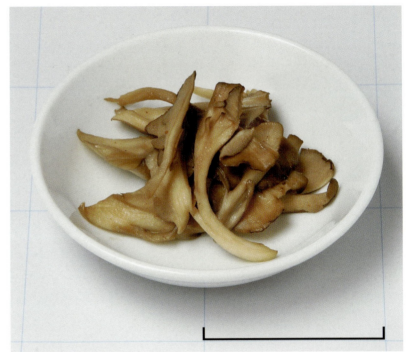

舞茸のソテー

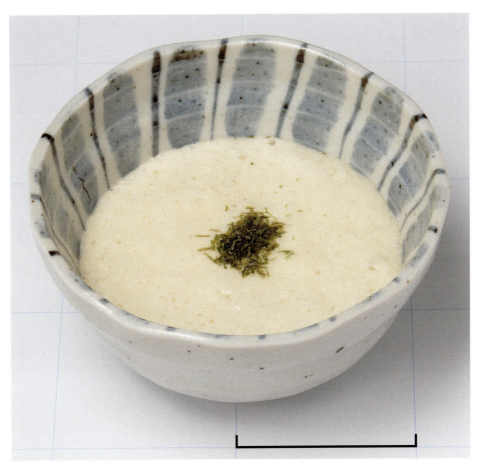

とろろ

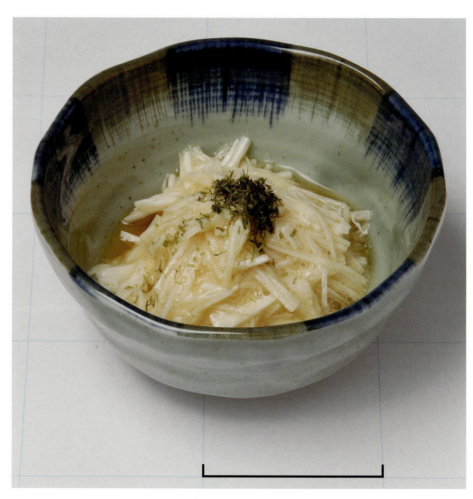

長芋の三杯酢

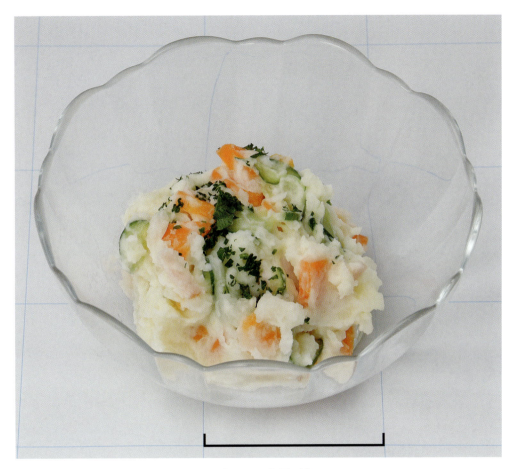

ポテトサラダ

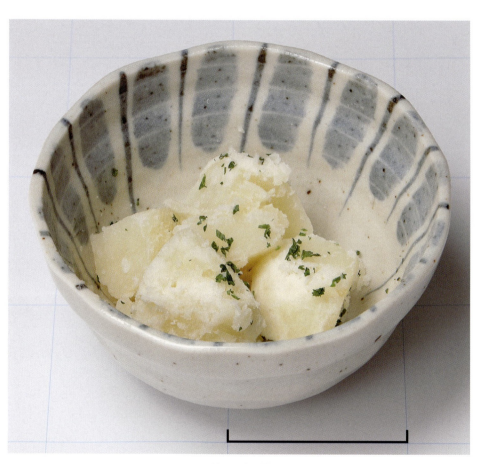

粉ふき芋

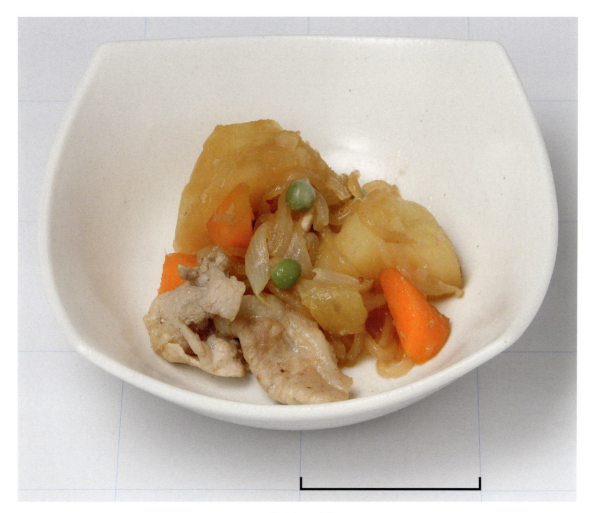

肉じゃが

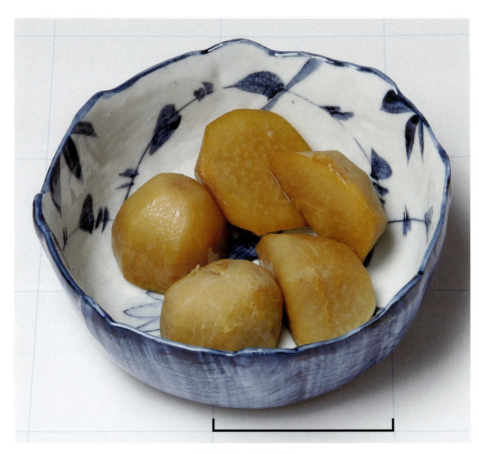

里芋の含め煮

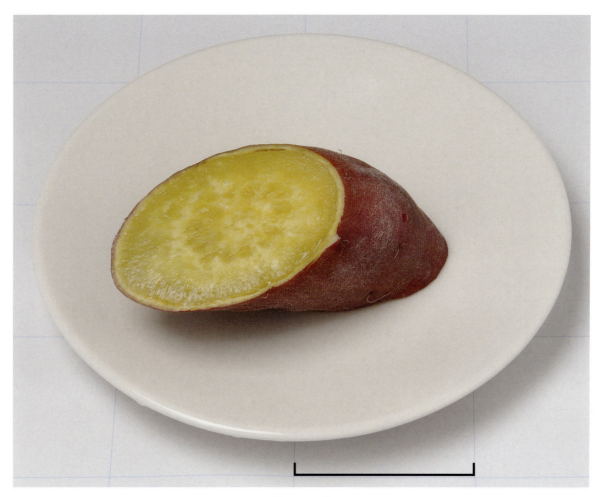

蒸かし芋

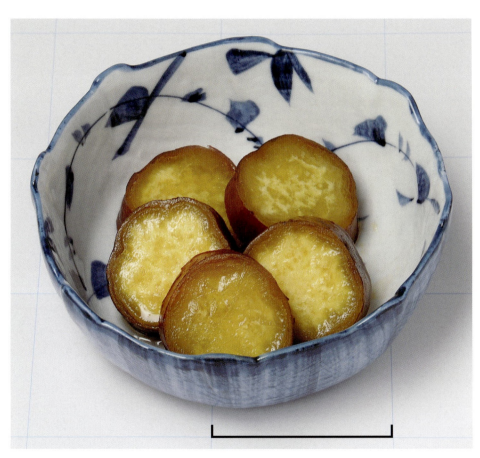

さつま芋の甘煮

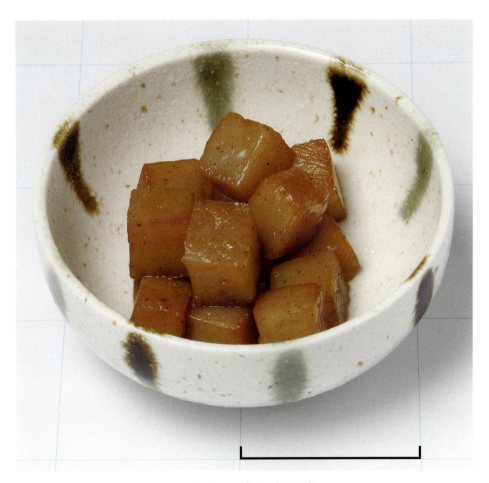

こんにゃくの含め煮

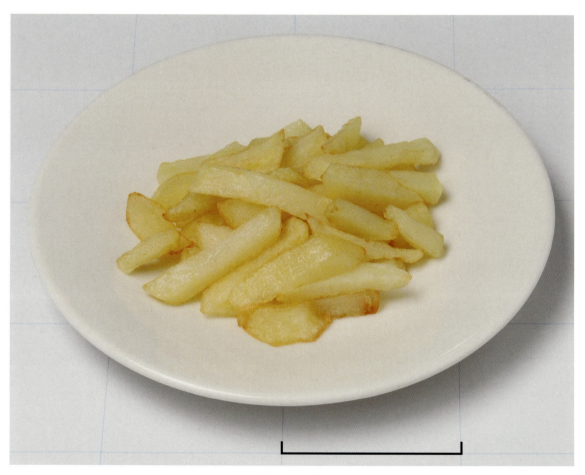

フライドポテト

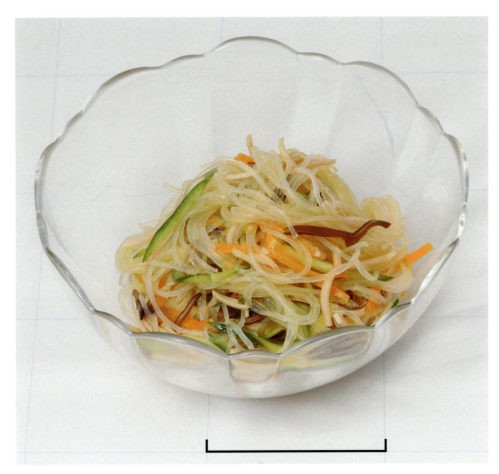

春雨サラダ

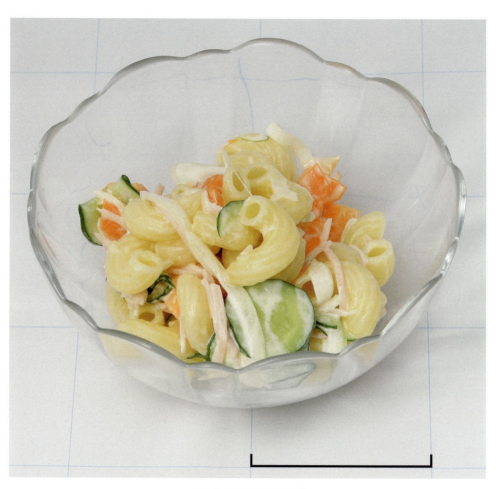

マカロニサラダ

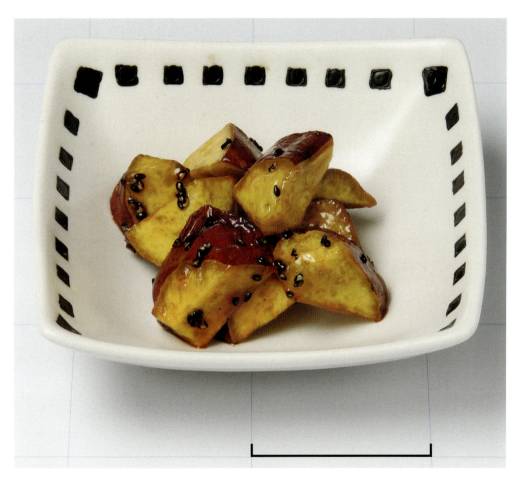

大学芋

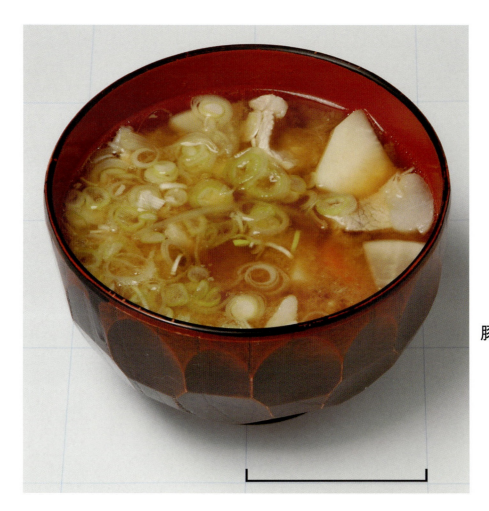

豚汁
　豚肉
　さといも
　だいこん
　にんじん
　ごぼう
　ねぎ
　みそ

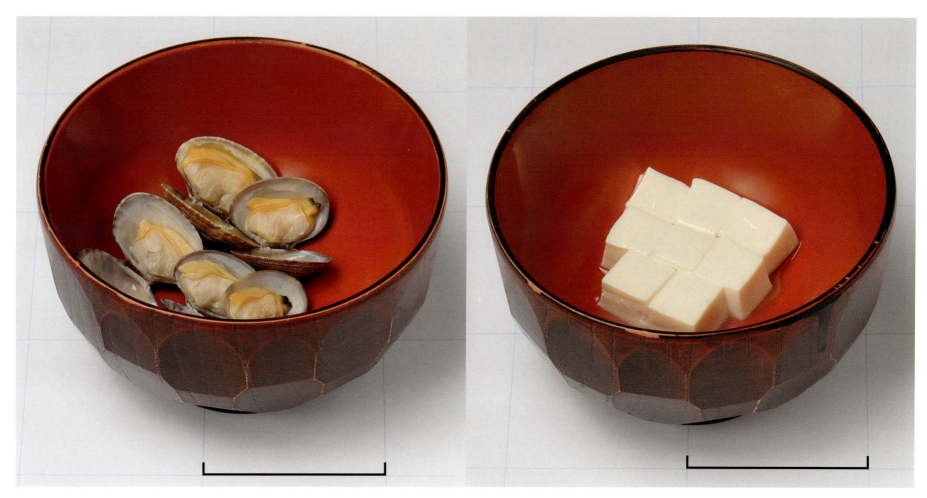

みそ汁（具のみ）あさり 絹ごし豆腐

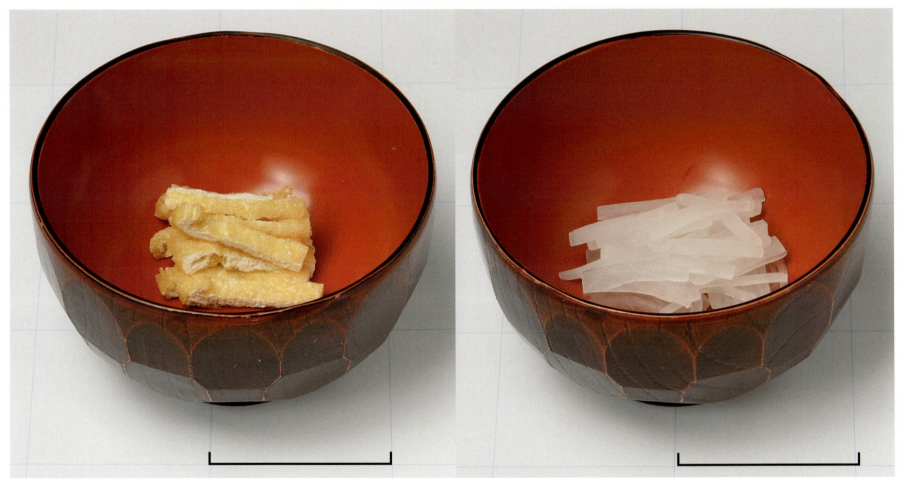

油揚げ　　　　　　　　　　　　　だいこん（ゆで）

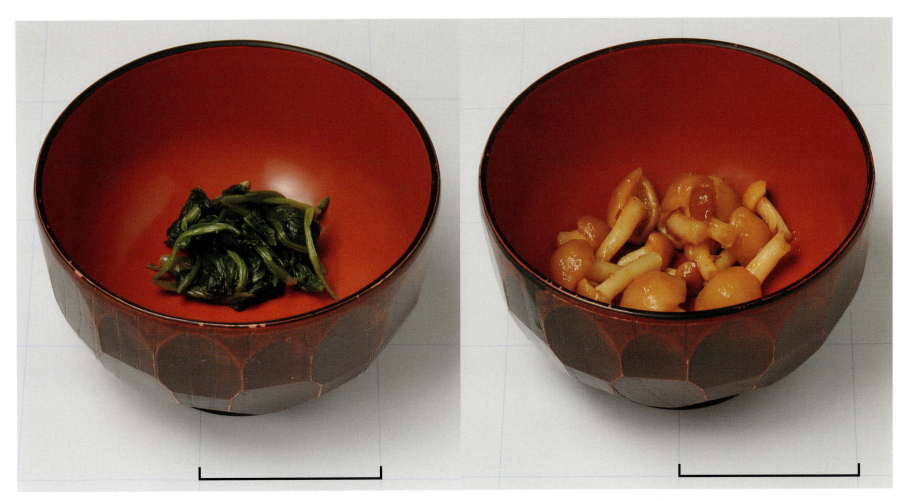

ほうれんそう（ゆで）　　　　　　　　　なめこ

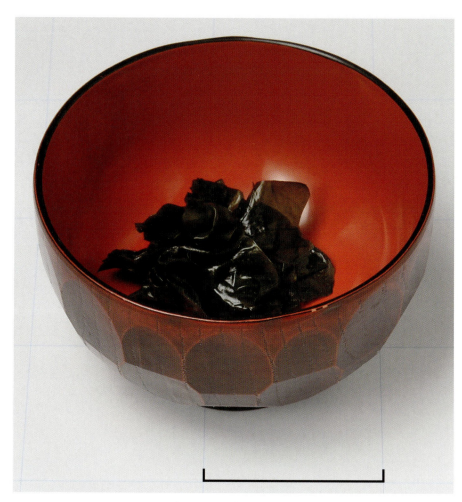

わかめ（水戻し）

牛乳・乳製品

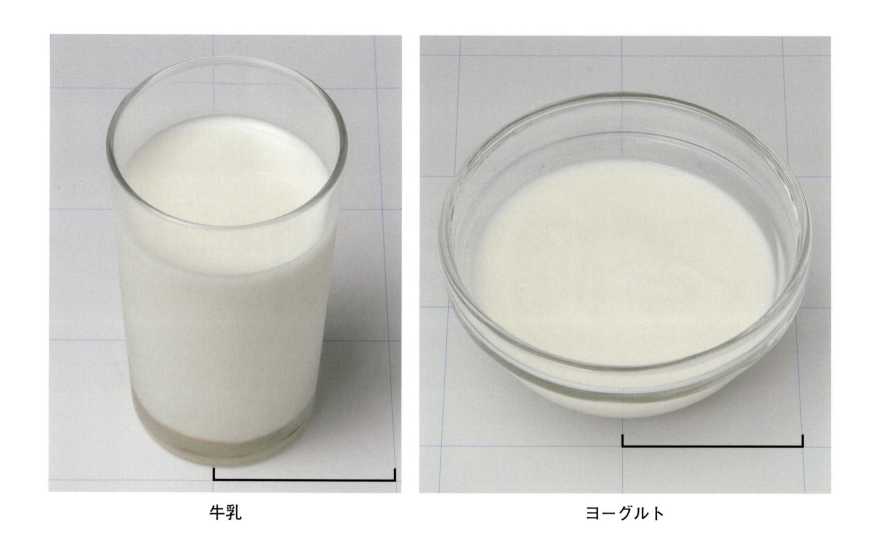

牛乳　　　　　　　　　　　　ヨーグルト

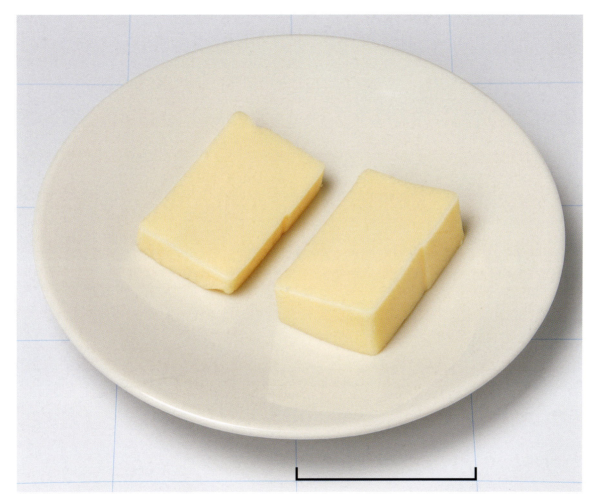

プロセスチーズ

果　　物

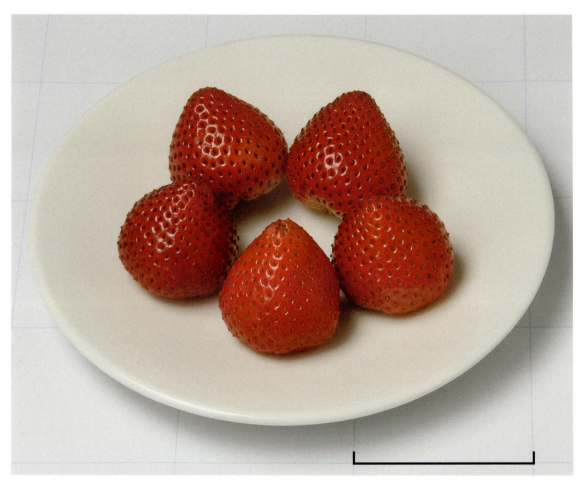

いちご

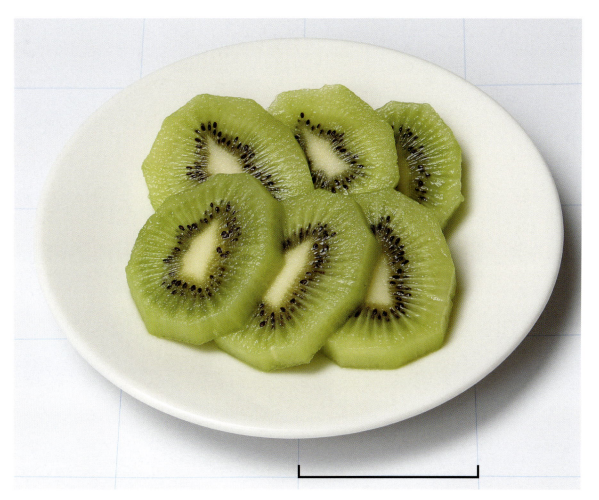

キウイフルーツ

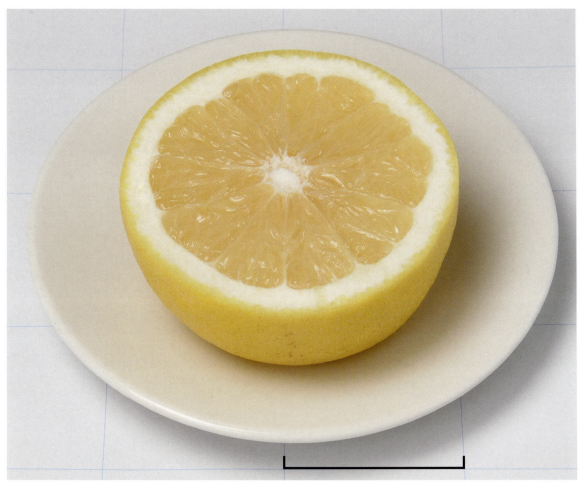

グレープフルーツ

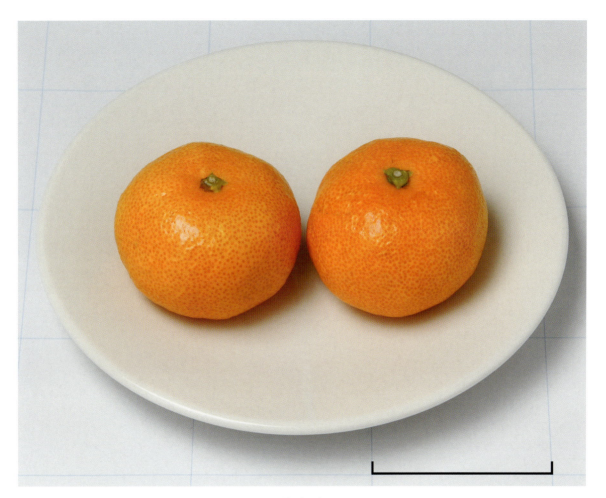

みかん

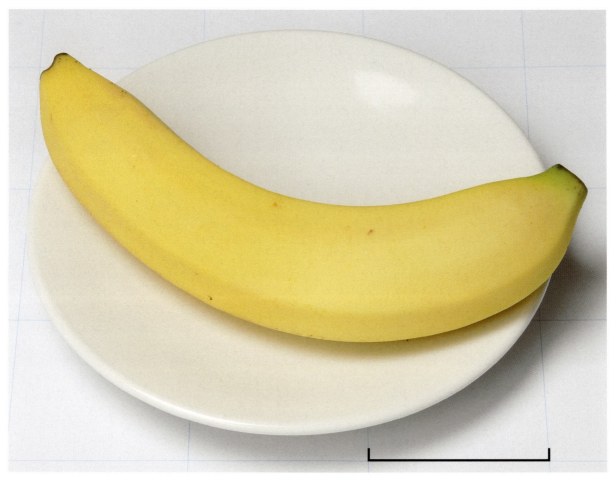

バナナ

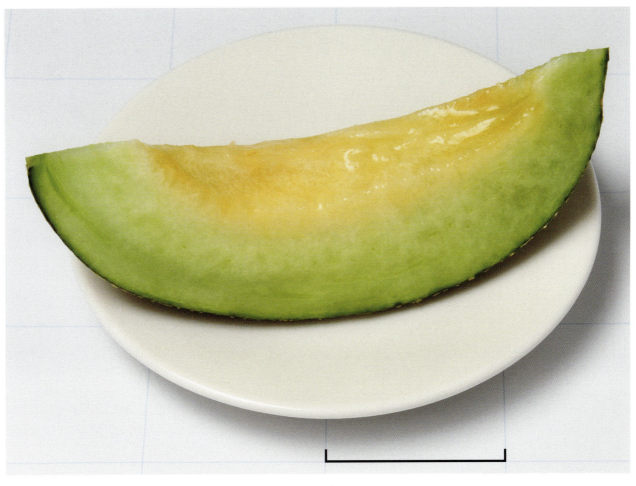

メロン

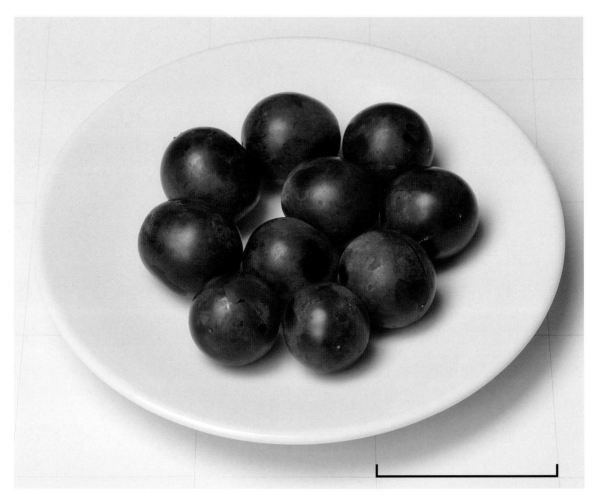

ぶどう巨峰

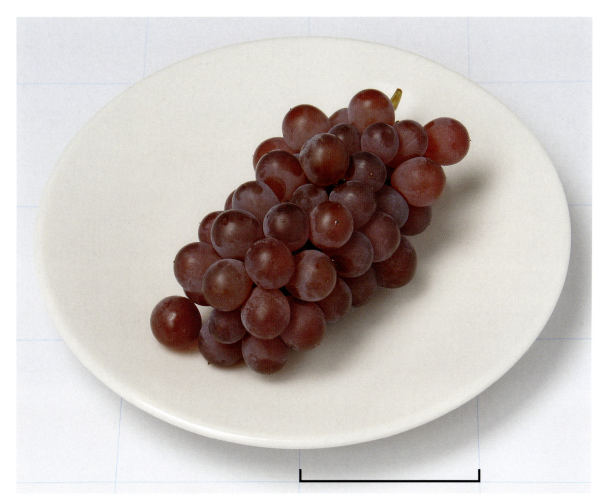

ぶどうデラウェア

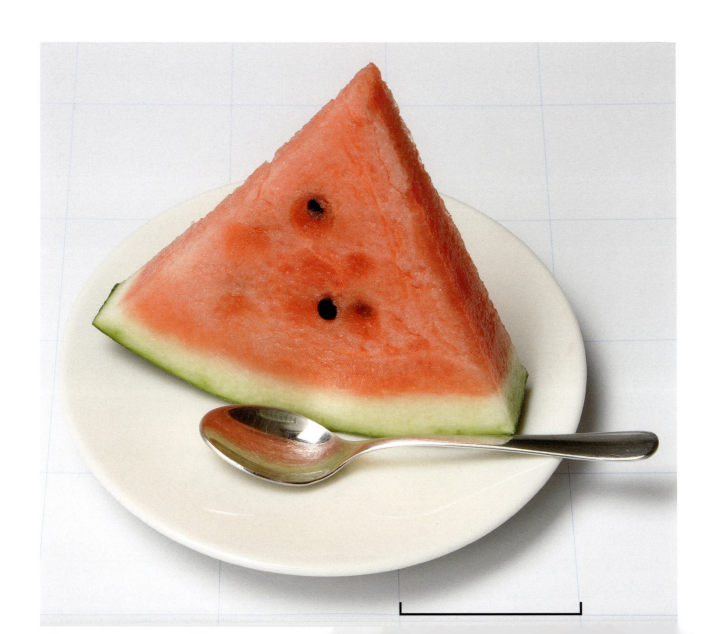

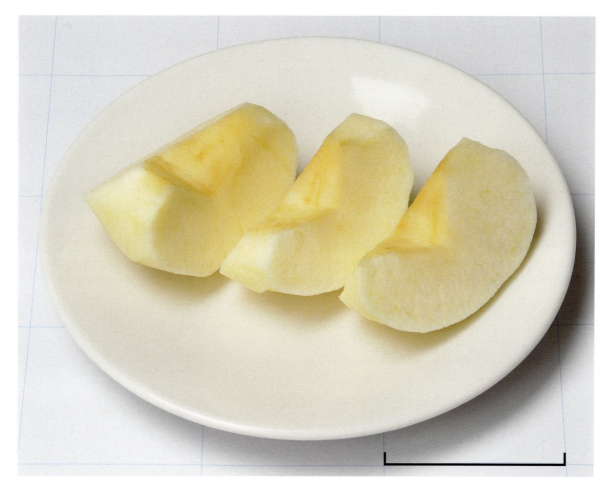

りんご

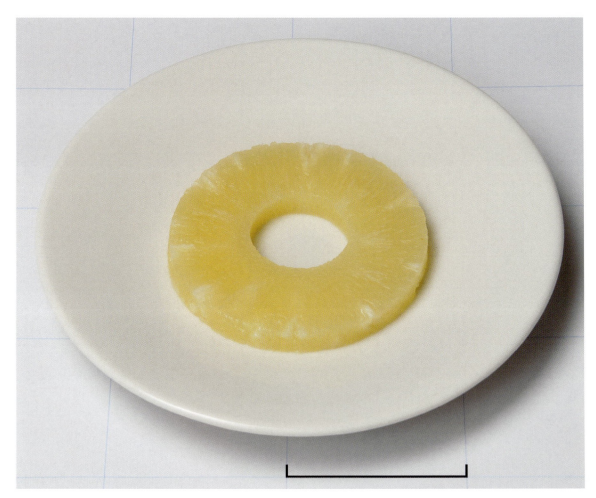

パインアップル缶詰

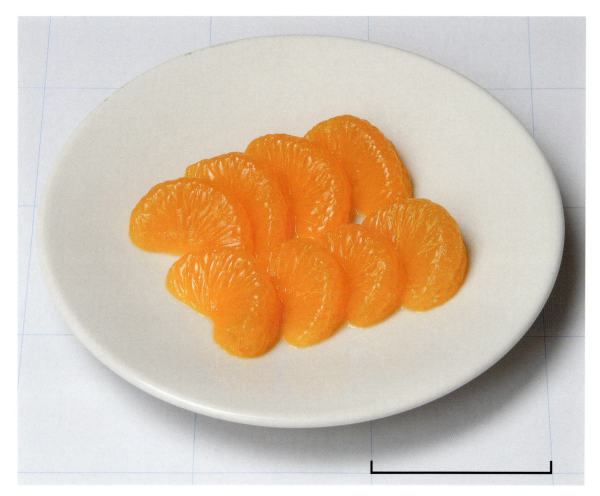

みかん缶詰

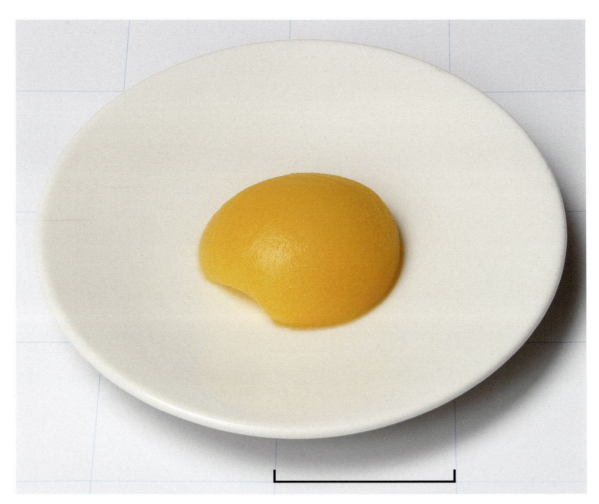

桃缶詰

菓　子

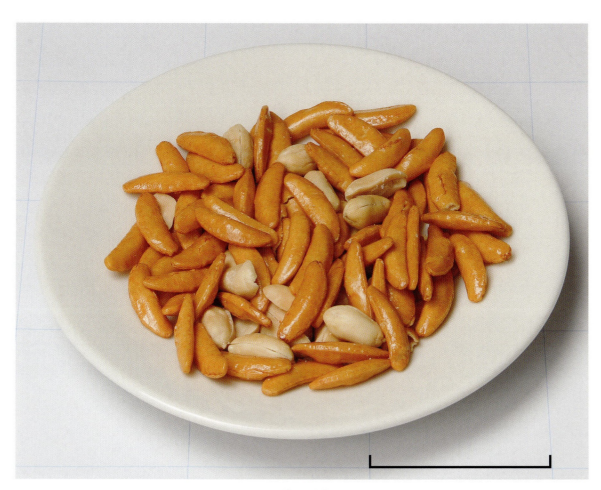

柿の種

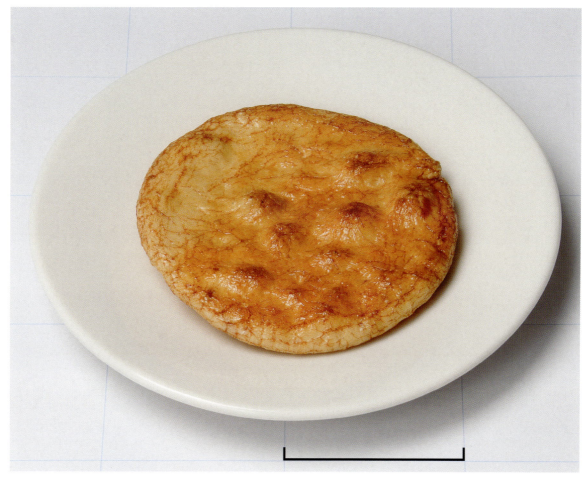

せんべい

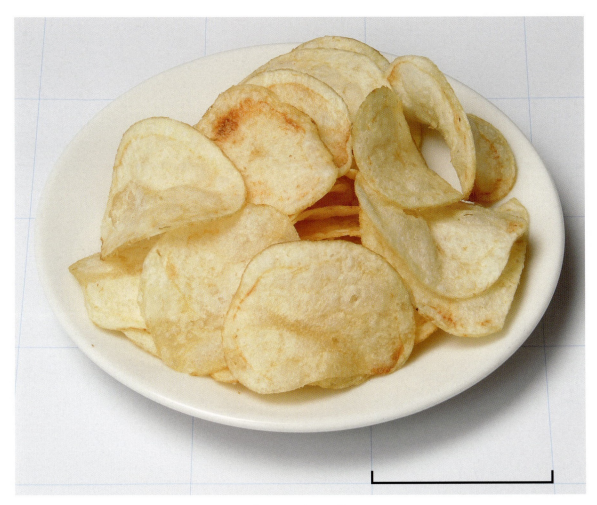

ポテトチップス

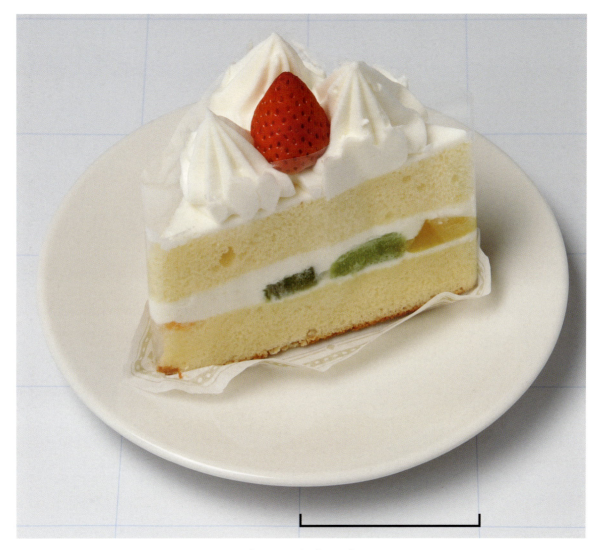

ショートケーキ

スケール

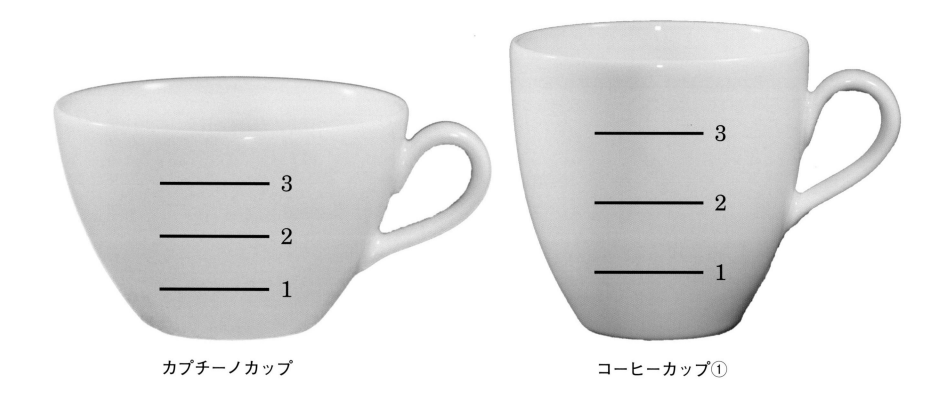

カプチーノカップ　　　　　　　　　　コーヒーカップ①

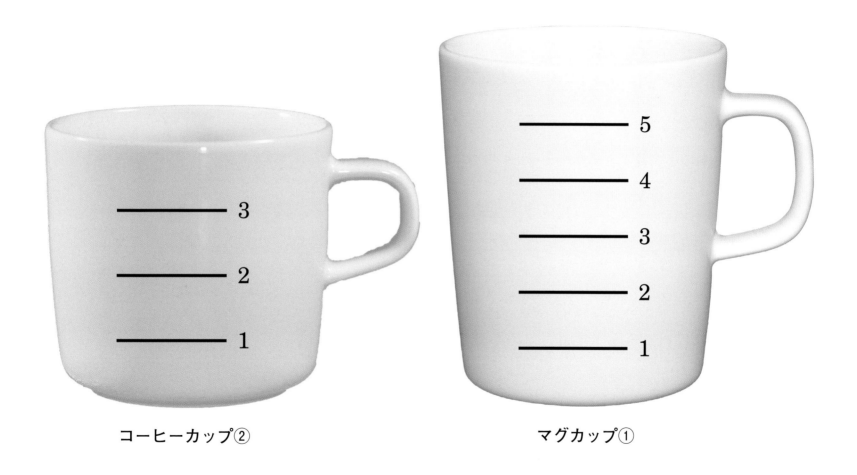

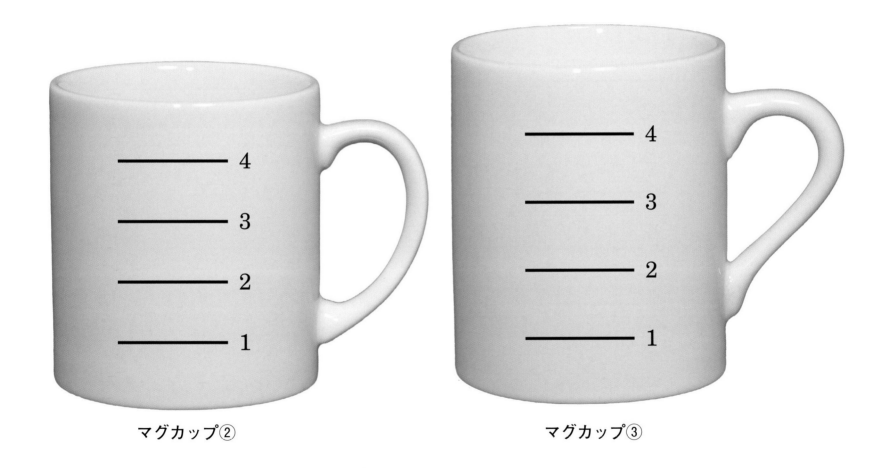

マグカップ②　　　　　　　　　　マグカップ③

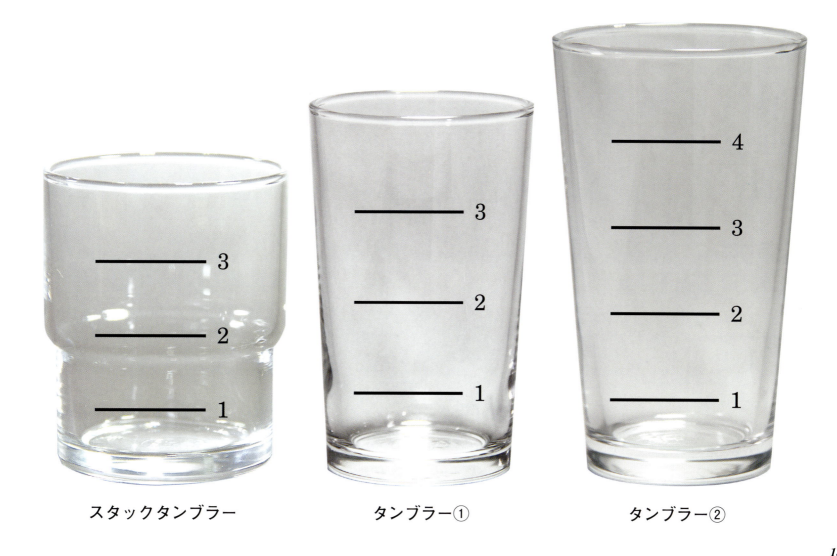

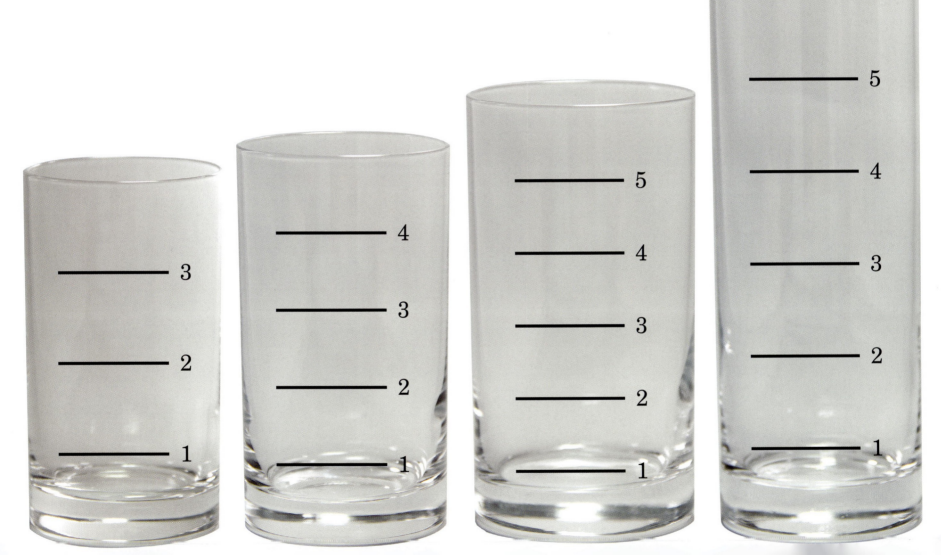

140

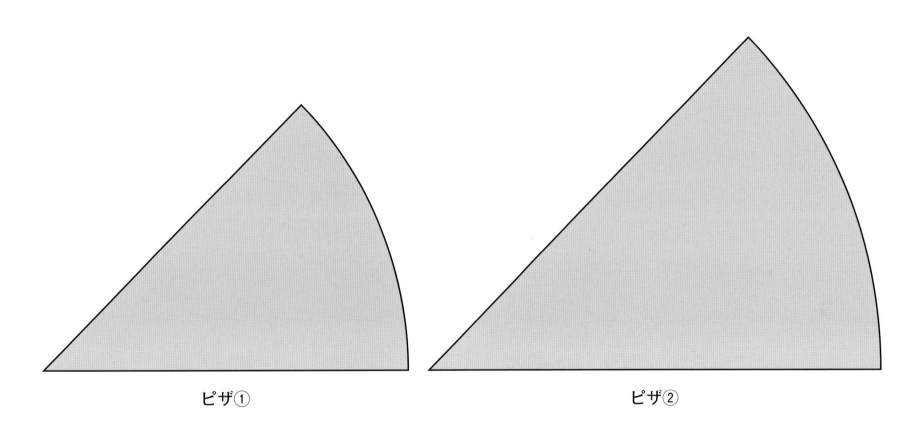

ピザ①　　　　　　　　　　　　　　ピザ②

ピザ③

スマホ・携帯電話写真を用いた「24時間食事思い出し法」マニュアル・別冊

食事調査のための実物大料理写真集

© Heizo Tanaka et al., 2019　Printed in Japan　●禁複製

発行：株式会社 同文書院